選ばれる病院になる

予防医療の接遇力

医学博士
鈴木隆二
SUZUKI RYUJI

幻冬舎 MC

選ばれる病院になる

予防医療の接遇力

はじめに

わが国は超高齢社会を迎え、増え続ける国民医療費の抑制が大きな課題になっています。

また、がんや循環器病などの生命を脅かす疾患が急増しており、病気の早期発見・早期介入の流れが加速しています。そのため昨今では、多くの医療機関が予防医療としての「健診・検診」業務に力を入れており、国内の健診・検診・保健指導を行う登録施設数は2012年の841施設から、2021年度には937施設へと、10年間で約100施設も増加しました（保健指導リソースガイド、2022年7月26日）。

しかし、傷病の治療を目的とした医療と予防医療とは、同じ「医療」といっても大きく異なるところがあり、医療者はそれを理解し自覚する必要があります。何かしらの傷病や不調がある「患者」の治療を行う場合、医師や医療スタッフが指示・指導をして、患者がそれに従いながら治療を進めていく関係にあります。一方、予防医療の受診者は「健康な人」であり、医療サービスを希望して訪れる「お客様」でもあります。ことに人間ドックのような特定の健診受診者は、自費で費用を負担してでも健康を守りたいという健康意識の特に高い層でもあります。そういう人々に医師、医療スタッフが〝上からの指示・指導〟や〝医療者中心の対応〟をしていると、受診者は自分がぞんざいに扱われていると感じ、施設や医療スタッフへのクレームにつながることも少なくありません。もちろんこれは、治療のために病院やクリニックに訪れる患者に対しても必要な考え方ですが、予防医療においては、一般の医療行為とはまったく異なる、より細やかで丁寧な接遇が求められるのです。

私が経営する病院では、1987年の設立以来、消化器の専門病院として設立当初から消化管の内視鏡検査を導入し、がんをはじめとする消化器疾患の早期発見・早期治療に力を注いできました。内視鏡下・腹腔鏡下の手術数も年間8000件以上に上ります。そして、地域住民のニーズに一層応えるべく、化学療法、肝臓疾患、糖尿病、循環器疾患へと外来診療科を拡大してきました。さらに2021年には院内に、総合的な健診・検診業務を担う「健診課」を設立し、開設当初から「地域の人に選ばれる健診・検診施設」を目指し、受診者への接遇を重視して、教育・研修を行ってきています。こうした積み重ねが実を結び、直近1年の健診・検診受診者は1万4775人に上り、満足度や再診率などの指標でも高い評価を得ています。

本書では、予防医療として健診・検診を行う医療機関における接遇の重要性や、その実践について紹介します。現場で働く看護師や保健師、臨床検査技師、診療放射線技師、事務職などさまざまな職種のスタッフがチームとして接遇力を高めるための要点や現場で起こりやすいトラブルなど、具体的な実例を盛り込み分かりやすく実践的に解説しています。

全国各地の健診・検診施設などで働く人のガイドブックとして、また、これからの予防医療の拠点となる医療スタッフの育成や技術向上のために、本書の内容が役立てば幸いです。そして人生100年時代のわが国の予防医療のますますの広がりと充実に、微力ながら貢献できることを願っています。

目次

第3章

短時間でお客様との関係性を構築する
リピーターが絶えない健診センターから学ぶ接遇のポイント

第4章

お客様とのトラブルを解決した7つのケース

人間ドックやがん検診、ワクチン接種……

第5章

「接遇力」で決まる予防医療を行う病院の評価は

人生100年時代を支える病院であるために――

第1章

予防医療の現場では
「患者」ではなく「お客様」

健康意識の高い来院者に
“医師中心”の考えは
トラブルの種

ますます重要になる予防医療

近年、これまでの病気になったあとに治す「治療」中心の医療から、病気になる前に取り組む「予防」中心の医療が重視されるようになっています。

背景には、高齢化や生活習慣病の増加が関係しています。急速に高齢化が進む日本では、年をとってもなるべく医療に頼らず過ごせるように高齢者の健康寿命を延ばすことが課題になっています。元気な高齢者が増えれば結果的に医療費も削減できます。高齢者の健康寿命を延ばすための有効策として、病気になる前から取り組む予防医療が注目されているのです。

また、40代、50代といった現役世代の間で、食生活の変化や運動不足、ストレスの増加などにより、将来の健康不安が高まっています。脂質異常症、糖尿病、高血圧など、誰もがかかる可能性のある病気について早いうちからリスクの芽を摘もうと、やはり予防医療への関心が高まっているのです。

予防医療が一般にも重視されるようになり、多くの医療機関が健康診断や人間ドックに力を入れ始めるようになりました。なかには国内外の富裕層を対象に、最新の医療機器とラグジュアリーな設備を有する医療施設も登場しています。

5つ星ホテルであるザ・ペニンシュラ東京の4階に開院した会員制クリニック「ザ プリベンション クリニック トウキョウ」では、1日最大6人までという少人数対応で、プライバシーに配慮された空間で待ち時間なく人間ドックを受けることができます。これらのサービスは、忙しい人でも時間を最大限に有効活用しつつ、高品質な医療サービスを受けられるよう設計されており、医療サービスの新たな形として注目を集めています。

今後は全国の地域医療機関も従来の診断・治療にとどまらず、健診・検診業務を中心に予防医療への参入を検討する施設が増えていくことが予想されます。

健康な人と病気の人とでは受診時の意識が大きく異なる

注目の集まる予防医療ですが、医療機関が新たに健診や検診業務に参入する際には、注意しなければいけないことがあります。それは、医師を含む医療従事者側は、「治療医療」

と「予防医療」では、受診者に対する〝接し方〟を変えないとトラブルの元になるということです。

例えば、自己負担で人間ドックを受診している人に、不安を和らげたり気遣ったりする言葉もかけず、黙々と機械的に対応するだけでは、受診者のなかにはぞんざいに扱われたと不快感を覚える人もいます。場合によっては「なんだ、その態度は」と言われたとしてもおかしくありません。

企業負担の定期健診で受診する人たちであっても簡単にはいきません。健診に対する意識が高いとは限らず、本音をいえば検査を受けたくないが、仕方なく健診に来ている人もいます。そのため「この検査は受けたくない」などと一部の検査に抵抗を示したり、検査自体に非協力的になったりすることも珍しくありません。本人にやる気がないのだから仕方がないともいえますが、対応を誤れば定期的な受診者アンケート調査などで評判が悪くなってしまうこともあり得ます。健診・検診業務では、たとえ病気の予防に後ろ向きな受診者であっても、根気強く対応し、正確な検査をできるように促していく必要があります。

予防医療の現場では、「患者」ではなく「お客様」

一般的な病院の医療では、医師が専門知識と経験に基づいて治療方針を決定し、患者が同意すれば方針に沿って治療を進めるという構図があります。つまり医師主導で治療が進んでいくわけです。医師が治療のためにＣＴ検査が必要だと判断した場合、ほとんどの患者は医師の判断に従います。

本来、医師と患者は対等な関係ですが、治療の場面ではどうしても医師の立場が強くなりがちです。患者はケガや病気などでただでさえ弱っており、場合によっては命の危険すら感じているわけなので、「先生、どうか助けてください」となりがちです。そのためにいくらかかろうとも、また、我慢を強いられようともクレームにつながることはまずありません。

しかし、健康診断や各種検診など予防医療の受診者（特に自己負担による受診者）は、健康を守るために自ら予防医療のサービスを利用してきた人たちです。費用や目的に応じて受ける検査を選ぶのも受診者自身であり、受けられるサービスが自分の投資した金額や時間に見合っているのか、厳しい目でジャッジしてきます。
このように病気になって医療機関を受診する人の心理と、病気になっていない、もしくは病気についての自覚症状のない人が健診や検診を受けるときの心理には、大きな違いがあります。そのため現場では、医師だけでなく、健診に関わるスタッフ全員にこの考えに基づいた行動が求められるのです。

私が理事長を務めている病院では、2021年より院内に「健診センター」を設置し、健診・検診業務に力を入れ始めました。以前から通常診療でも血液検査やX線検査など健診と同様の検査を行っていたため、当初は健診・検診業務も通常診療の延長として問題なく導入できるのではないかと予想していました。しかしいざ健診センターを開設してみると、こうした違いを理解していなかったために、当初はさまざまな場面で健診サービスを受けに来る受診者とトラブルが起きました。そこで考え方を「患者」ではなく「お客様」とセンターのスタッフ全員で改めるようにしていきました。

「医師中心」「病院都合」の考え方がトラブルの元になる

予防医療のなかでも任意の健診である人間ドックは、基本的に費用は全額自己負担になります（健康保険組合や自治体により、人間ドックの費用が補助される場合もあります）。費用は施設によって異なりますが、私の病院の例でいえば、日帰りコースの人間ドックで1回の費用は4万円前後です。1泊コースでは5万～6万円、最も精密な検査を行うプレミアムコースでは10万円を超えます（2024年8月現在）。

これだけの費用を負担して自身の健康状態を管理するのは、非常に健康意識の高い人たちです。そのため検査に積極的であり、施設や医療職に対しても高い水準のサービス対応を求める傾向があります。

特に忙しく働く現役世代の人たちは、検査の待ち時間一つとっても非常にシビアです。検査が混み合っている状況では、長い待ち時間にいら立った受診者が、職員に「まだか」「順番は自分が先のはずだ」などと詰め寄る例もありました。そういう受診者に対して「混んでいるのだから、待ち時間が長くても仕方がない」と、一般病院に勤務する医療従事者にありがちな感覚で対応すれば、クレームに発展するのは当然です。

さらに、本人に結果を通知するタイミングや、検査結果の内容も重要でした。結果の通知が遅くなれば「結果はまだか」という問い合わせにつながりますし、また、検査結果が分かりづらければ、それも不満となります。

健診を受けた人は、自分の健康状態について普段以上に関心が高まっています。健康な人でも、「去年は検査値に問題なかったけれど、今年はどうだろう」と考えますし、前年に異常を指摘された人は「数値が悪化していないといいが」と気にしています。高まった健康への関心に対して迅速に検査結果の通知を行い、適切なタイミングで健康増進のためのアドバイスや提案をすることも必要で、単に「結果が出ました」だけでは不十分なのです。

予防医療サービスを継続的に行っていくためには、医療機関はさまざまな年齢・立場の「健康な人」に対して、医療に関する十分な知識はもちろん、「サービス」としての接し方や対応が求められます。

第 2 章

お客様対応の基礎は
健診センターの仕事に詰まっている

選ばれる病院になる
予防医療の「接遇力」

健診業務で最も求められるのは「接遇力」

健診業務では各業務で専門職としての知識が必要ですが、こうした健診センターの職員に共通して求められる最も重要な資質・能力が何かといえば、それは「接遇力」だと私たちは考えています。

近年「接遇」という言葉は医療業界のなかでも注目を集めるようになっています。医療は医師らが患者に一方的に治療を施すものではなく、サービス業であるという認識が広まりつつあり、患者の理解や納得感を高めるために職員に医療接遇の講習をしている医療機関も多くなっています。また一方で、クレームや理不尽な要求をする患者、いわゆるモンスターペイシェントを生まないことを目的に、〝患者様〟を尊重する医療接遇に力を入れている医療機関もあります。

こうした治療における医療接遇も重要になっていますが、予防医療である健診業務では、さらに一段上の接遇力が求められます。対応する相手が「治療を必要とする患者」ではなく、健康な受診者であり、「お客様」だからです。

予防医療における接遇力とは何か?

看護師などの医療職は養成課程や臨床の現場で、基本的な患者対応についてはしっかりと学んでいます。しかし医療の世界以外での社会の一般的なマナーや常識といったことについては、意外に知識が乏しいという盲点があります。

例えば、毎年自費で人間ドックを受けに来るような人は、経済的にもゆとりのある企業の役職者や経営者という場合も少なくありません。そういう受診者に対して、うっかり「いいですね、お父さん」などと高齢の患者に話しかけるような態度をとれば、それだけで「失礼だな!」と不安や不信感を抱かせてしまいます。また経営者はコスト感覚も厳しいです。「この間は外来で同じ検査を安くやってくれたのに、どうしてここではそんなに費用がかかるのか」と質問されたとき、納得できる説明を返せなければ、「健診センターで余計なお金をとられた」という不満につながってしまいます。

また検査で待たされてイライラしているビジネスマンに対し、外来での一般的な対応のように「順番に検査をしていますから、もう少しお待ちください」とアナウンスするだけでは不十分です。施設全体で、できるだけ待ち時間が発生しない効率的な検査の流れを考えなければなりませんし、どうしても待ってもらうことになる場合、どのように声をかければ受診者の気持ちが和らぐだろうと、その人の立場や事情を察して言葉を選ぶような力が必要になります。

健康診断というのは基本的に年に1回の機会です。その限られた時間で「無事に検査を受けられてよかった。来年もぜひまたここで健診を受けたい」と思ってもらえるような接遇をしなければならないのです。

こうした予防医療の接遇は、おそらく外来などの医療職からすると、「そこまでやるの？」と驚くようなものもあるかもしれません。しかし、それは医療の世界と一般社会との違いであって、むしろ一般社会では当たり前のサービスであり、それがその企業や組織の信頼感や安心感の礎となっています。

予防医療での接遇は、自分たちの予防医療サービスを気に入ってもらえるようにお客様の機嫌をとるとか、お客様におもねるということではありません。しかし医療の専門知識をもつ医療職が専門知識をもたない患者に寄り添い、意思確認する、といった治療のなかの医療接遇とは、また質の違うものになります。

予防医療の接遇の目的は、健診を受診する本人の意向を尊重しながらも、検査値の読み方などを伝え、その人の全体的な心身の健康増進につながるように支援をしていくことです。健診施設の職員はいわばパーソナルな〝健康コンシェルジュ〟として、受診者一人ひとりに対応していくことが大切になります。

健康診断の目的を知ることが接遇の第一歩

接遇について考えるにあたり、最初に整理しておきたいのがそもそも健康診断は何のためにやるのかということです。健康診断の目的をあらためて考えることで、医療従事者側がとるべき接遇の方向性も見えてきます。

健康診断とは、簡便な検査によって受診者の基本的な健康状態を確認するとともに、その年代・集団にとって頻度の高い疾病（生活習慣病など）のリスクを調べるものです。一定の属性の健康な集団のなかから、病気のリスクの高い人をふるいにかけるスクリーニング検査です。

健康寿命延伸に向けて

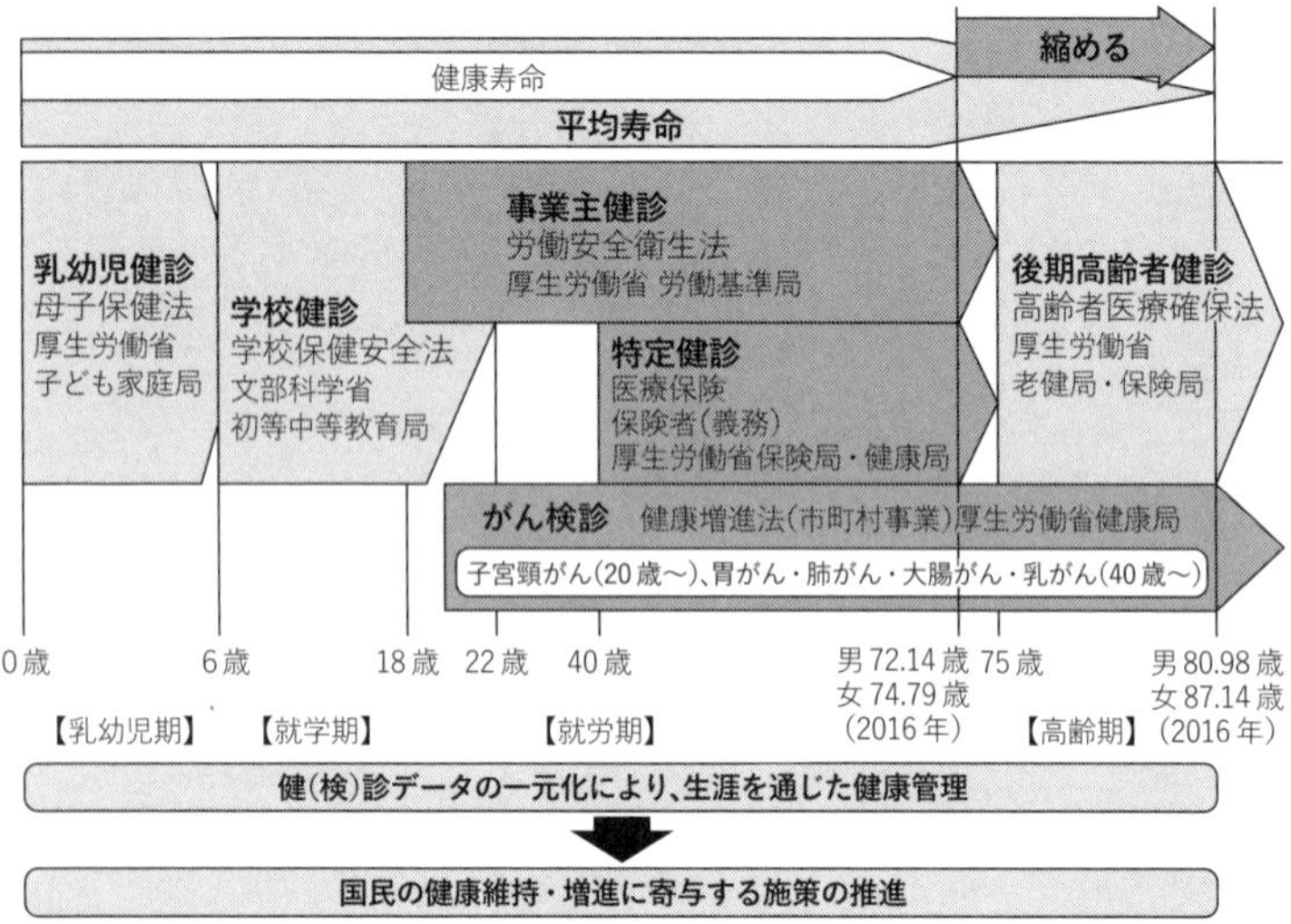

参考：日本医師会

また健康診断は1年に1回など、定期的に継続して受けることに意義があります。毎年の健診データを蓄積していき、経年変化のなかで異常へと傾いている兆候がないかを確認し、先々を予測して息の長い健康づくりを支援していくのが、健康診断の本来の目的です。

健康診断の対象となるのは基本的に「健康な人」です。気になる症状がある人が病気を疑って検査をするのは、治療の一環ですから健康保険が適用になりますが、健康診断は治療ではないため、検査にかかる費用は原則として全額自己負担になります。
ですから同じような検査でも外来で行えば1〜3割負担なのに、健診では10割負担となります。

健診センターの接遇力が、病院の医療を変える

健診業務に携わるスタッフは職種ごとにそれぞれの専門がありますが、受診者にとってはすべて同じ「健診センターのスタッフ」です。受診者は、いろいろな検査を回りながら、そのときに気になったことや不安に感じたことなどを近くにいるスタッフに質問するため、事務スタッフも看護師も検査技師も、全員が健診についての質問や相談を受けることがあります。

ですから、当健診センターでは各職種の有資格者でないと対応できないことを除けば、職種ごとに業務を細かく分けることはあえてせず、日頃からスタッフ全員ですべての受診者に質の高い接遇をできるように努力しています。医師と病院の検査科、放射線科を除い

て、健診センターの専任職員は看護師3人、事務スタッフ3人の計6人です。

このメンバーで月に400人の健診受診者に対応しています。そのため受付が混み合っていれば看護師もフォローに入りますし、事務スタッフも検査の案内をします。体調不良者がいればその対応も行います。それは予防医療の拠点として選ばれる病院・施設になるためであり、地域住民の健康寿命延伸のために貢献したいと考えるからです。

さらに健診センターでの接遇を重視してきたことで、予想外の効果もありました。当院は病院内にセンターを設置しているため、健診業務における職員の接遇を外来などの他部署の医療職も自然に見聞きしています。それにより最近は健診センターだけでなく、治療にあたる病院全体の接遇力も向上してきているのを感じます。

健診では、医療従事者は受診者のサポート役

これからの時代に予防医療を継続的に行う拠点となるのが、健診施設（健診センター）です。治療を必要とする患者ではなく、「健康な人」を対象に、疾病予防・健康増進のため

の支援を行っていくのが健診施設の役割だからです。

２０２１年に開催された第62回日本人間ドック学会学術大会では「我が国における健診事業の現状と課題」と題する基調講演が行われています（同学術大会長・那須 繁医師）。そのなかで健診施設機能評価・支援事業委員会が提言した「人間ドックの目的」が紹介されています。

【人間ドック（健診事業）の目的】

「受診者が主体的に参加することが可能な健診であり、健診に精通した医療従事者がサポートすることにより、検査内容の決定、結果の判断・将来のリスク、生活習慣改善方法・治療方法を共有し、健康寿命延伸や個人が希望する形の健康維持の（を）支援すること」

これをふまえて次のような解説が続きます。「要約するならば、人間ドックは医師や保健師などの専門職の介入により受診者個人のヘルスリテラシーを高めることに意義があるといえます。我が国の保健事業は個人のヘルスケアに対するリテラシーが乏しいことが指摘されています。さらに２０２０年代、ゲノム医療やＡＩ診断などにより新しい医療技術革新の時代を迎えつつあり、受診者自身の選択による適切な受療行動や健康行動に結びつくような専門職のサポートがますます重要になるものと考えます」

つまり、わが国に予防医療を普及・浸透させていくうえで、健診事業を通じた医師や看護師、保健師といった専門職の介入が非常に重要になっているということです。

ただし、ここで問題が一つあります。「人間ドックの目的」に記載されているような、「健診に精通した医療従事者」が必ずしも十分にいるわけではないという点です。

現在の医師や看護師などの養成課程で学ぶのは「治療医学」が中心です。カリキュラムのなかに予防医療や健診事業について体系的に学ぶ機会はほとんどありません。そのため、「検査内容の決定、結果の判断・将来のリスク、生活習慣改善方法・治療方法を共有し、健康寿命延伸や個人が希望する形の健康維持を支援する」といった実際の健診業務の内容は、個々の健診施設や健康保険組合等のやり方にゆだねられています。

先の人間ドック学会の基調講演でも「人生100年時代、健康寿命の延伸が求められる現代において、健診を始めとした予防医療に対する期待は高まるばかりです。その一方で『健診を必要とする人の受診率の低さ』『事後管理が徹底されていない』『アウトカム評価が明確でない』など、健診にはさまざまな課題が山積しています。健診事業が社会の期待に応えていくためには、これらの課題に向き合い、一つひとつ解決していかなければなりません」と那須医師は述べています。

これから予防医療として健診事業を進めていくためには、まずは健診事業の目的や内容を正しく知る〝健診に精通した〟医療従事者・専門職を増やすことが第一歩になります。そして健診結果の評価法や、健診データを個人・集団の健康づくりにつなげるアプローチ等もさらに研究をしていく必要があります。

そしてこうしたことをしていくうえで現場で受診者との円滑な関係性を構築するのに必要なのが、予防医療のなかの特に健診業務における接遇ということができます。

第3章

短時間で
お客様との関係性を構築する

リピーターが絶えない
健診センターから学ぶ
接遇のポイント

健診センターでの接遇のポイントとは

一般の受診者が健診センターを訪れる機会は、とても限られています。特定健診や生活習慣病予防健診であれば基本的に年に1回です。その後の保健指導を合わせても、年間で健診センターを利用する回数は片手で数えられるくらいでしょう。全身をくまなく調べる人間ドック以外は、1回あたりの健診や保健指導でかかる時間も数十分から2時間以内くらいです。つまり年に1回、時間にして1~2時間というわずかな時間しか接することがないのが健診センターのスタッフです。この限られた時間で、さまざまなニーズをもつ受診者に予防医療と健康づくりの専門家として信頼され、「次回もまたここに来たい」と思ってもらうにはどうすればいいのか。その答えとなるのが「接遇」です。

2021年に健診センターを設置した私たち自身も、開設当初から「理想の接遇」ができたわけではありません。しかし、いろいろと小さな失敗や試行錯誤を繰り返すなかで、健診センターでの接遇は、①安心感・信頼感、②気づきと配慮、③幅広い知識と説明能力、④状況に応じた柔軟な対応、⑤継続的な関係構築の5点の要点にあると考えるようになりました。

①の安心感・信頼感というのは、すべての基礎となるものです。健診は治療ではありませんが、受診者はいわば検査のために自分の体を健診スタッフに預けるわけですから、不安を感じる施設、信頼できないと感じる施設で健診を受けたいとは思いません。②の気づきと配慮というのは、受診者が感じる不安や羞恥心などを想像し、細やかな配慮をしていくことです。③については、健診センターの職員は健診制度や内容、費用などについて正確な知識がなければ、検査の間違いやトラブルを引き起こしてしまいます。また受診者から相談や質問を受けたとき、誤解のないように分かりやすく説明をする能力も非常に重要です。④は、急な検査の変更や突発的な事態、クレームなどに対して臨機応変に対応していく力です。⑤の継続的な関係構築というのは、生活習慣病などの疾病予防や健康づくりは、ある年1年やればよいというものではなく、生涯続けていくべきものです。毎年定期的に健診を受けてもらうことを通じ、継続的に疾病予防や健康増進の支援をしていくことが大切になります。

【ポイント1】安心感・信頼感

最も大切なのが、安心感・信頼感を与える第一印象

私たちが接遇のなかで特に重視しているのが「第一印象」です。初めて健診センターを訪れた受診者に安心感・信頼感を与えるための第一印象はとても重要です。心理学の分野では、初対面での印象は約3秒で決まるといわれます。これを初頭効果といい、最初に抱いた印象が、その人の情報としてあとあとまで強く残るとされています。つまり初対面の相手でも第一印象が良ければ、それだけで好意的な関係を築きやすくなります。反対に第一印象が悪いと、いくら丁寧な言葉遣いや態度で接しても、最初の良くない印象を払拭するのに時間がかかってしまいます。

では、第一印象とは何かを考えたとき、参考になるのが「メラビアンの法則」です。これはアメリカの心理学者アルバート・メラビアンが提唱した概念です。もともとは相手の視覚情報（Visual）と聴覚情報（Vocal）、言語情報（Verbal）が異なるとき、人はどこに注目をするのかを調べたものですが、話し手が聞き手に対して与える影響を数値化したもの

メラビアンの法則

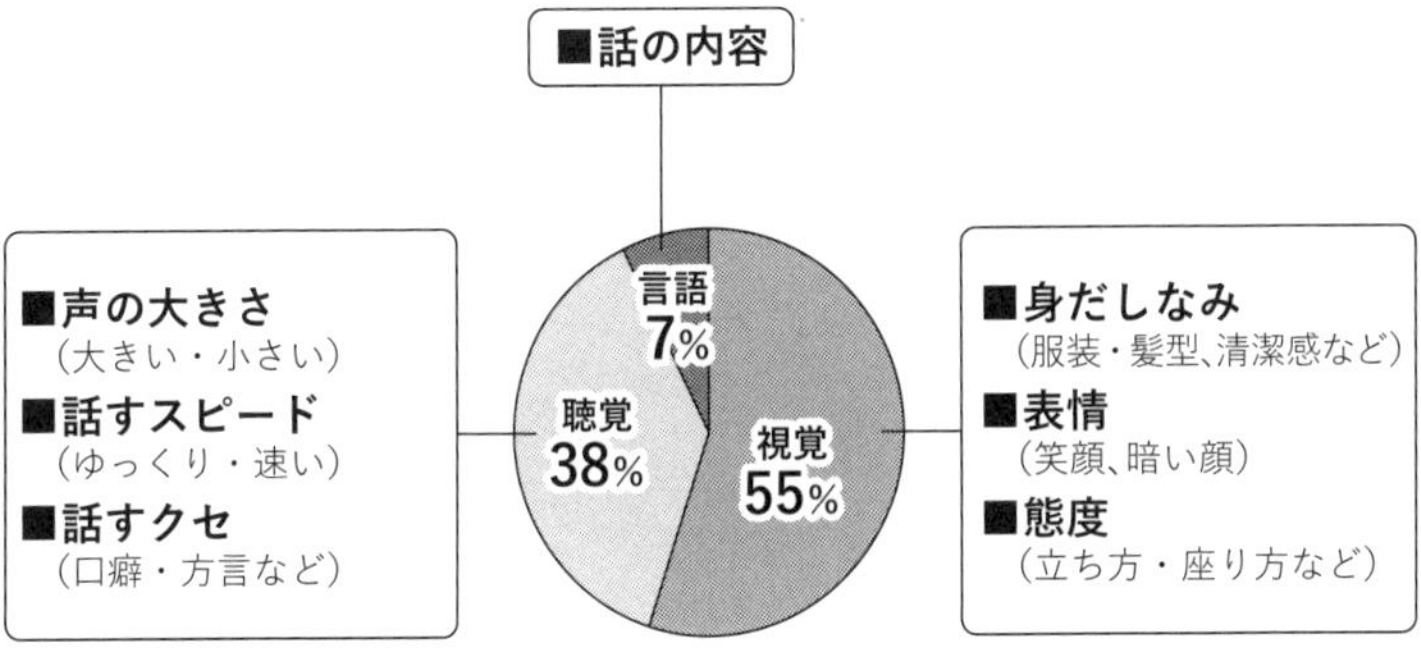

として、ビジネス研修等でもよく使用されています。このメラビアンの法則によると、人が相手から受け取る情報の割合は図のようになっています。

つまり、人は言語情報＝話の内容そのものよりも、視覚情報＝見た目や表情などと聴覚情報＝声のトーンや速さという2つを重視しており、この2つで人に与える影響の9割以上を占めています。

大切な第一印象を良くするためには、視覚情報としての清潔感のある身だしなみ、明るい表情、丁寧なふるまいなどを意識する必要があります。また相手にとって聞きやすい声の大きさ、高さ、話すスピードといった聴覚情報も重要です。

これらを基礎として身に付けたうえで、丁寧で正しい言葉遣いができる、予防医療・健康づくりの専門家として的確な情報提供や助言・アドバイスができるといったスキルを身に付けていくことが重要になります。

信頼感を与える、清潔感のある身だしなみ

第一印象を決める大きな要素が、身だしなみです。身だしなみを整えることは相手への敬意を示すことでもありますし、プロフェッショナルとして信頼に値する印象を作るためでもあります。また機能的で安全な労働環境を作るためでもあります。身だしなみの具体的な要素としては服装や髪型、メイク・スキンケア、爪のケアなどが挙げられますが、最近では香水など「におい」についての対策も重要になっています。医療職も事務職も、健診センターのスタッフとしてふさわしい清潔感のある身だしなみを心がけてほしいと思います。

・服装

健診センターでは医療職、事務職、それぞれにユニフォームがあると思います。きちん

と洗濯された清潔なユニフォームを正しく身に着けるのが基本です。不要なアクセサリーを身に着けない、ユニフォームに汚れやほつれなどがない、名札や名刺ホルダーを正しい方法で身に着ける、靴のかかとを踏まないなど、どれも当たり前のようですが、うっかり気を抜いてしまうと清潔感や信頼感を損ねてしまいます。毎日職員間でお互いの身だしなみを確認するのもいいと思います。

当健診センターの場合、看護師は男女を問わず、紺色のスクラブで統一しています。紺色はビジネススーツにも多く信頼感を与える色なので、職員も気に入ってくれています。事務職は黒色の長めのトップスに白色のズボンという制服です。冬場には防寒でカーディガンを羽織ることもありますが、それも紺色やグレーのシンプルなものに統一しています。履き物のナースシューズはよくあるサンダルタイプではなく、足の甲全体を覆うスニーカータイプにしています。これは落下物等による思わぬ事故・ケガから足を守るための安全対策でもあります。

・髪型

服装とともに髪型も清潔感を大きく左右します。細かい規則は各施設によって異なると思いますが、看護師の女性であれば、長い髪は結ぶかまとめてアップスタイルにする、前髪が顔にかからないようにする、派手な装飾品は避け、ヘアゴムやヘアピンは黒・茶色などの目立たないものを選ぶ、奇抜な髪型やヘアカラーは避ける、といった点が挙げられます。看護師の男性では、髪を襟や耳にかからない長さにカットする、寝ぐせは直す、奇抜なセットやヘアカラーは避ける、といったところです。事務職は、看護師に比べて規則がゆるやかな施設もありますが、おおむねこれに準じた清潔感のあるスタイルが求められます。

・顔（メイク・スキンケア）

顔は相手に最もよく見られるところです。コロナ禍以降、医療機関や健診施設では常時マスク着用を続けているところが多いと思いますが、それでもマスクで覆われていない顔の上半分の顔色が悪い、目ヤニや目の充血がある、肌荒れがひどいといった要素があると不健康に見えてしまい、どうしても第一印象が悪くなります。反対に女性のアイメイクが派手すぎても清潔感が損なわれ、健診を受ける場所としては場違いな印象を与えます。男性では、マスクで隠れているからと髭の剃り残しがそのままになっていて、何かの拍子に伸びた髭が見えてしまったりするとマイナスの印象になります。全体として健康的・清潔・快活に見えるようなメイク・スキンケアを意識します。

・爪ケア、においケア

看護師にとっては常識だと思いますが、爪は常に短く切って整えておきます。爪が伸びていると皮膚を傷つけることもありますし、爪の先で医療用手袋を破くと感染等の事故リスクを高めてしまいます。事務職では、派手でなく清潔に見えるもので、業務に差し障りのない範囲であればネイルも可という場合もあります。

その他、においのケアも大切です。汗のにおいや体臭、口臭が出ないように清潔を保つ、制汗剤などのデオドラント製品を使用するといった配慮をします。また最近では、良い香りでも香りが強すぎることによる「香害」も問題になっています。なかには香水や柔軟剤の強い香りで気分が悪くなる人もいるため、香水やオーデコロン、衣類の柔軟剤、整髪料などは香りの強い製品の使用を控える必要があります。においというのは、本人は鼻が慣れてしまって気づきにくい面がありますから、やはり職員同士でチェックをするといいかもしれません。

明るい笑顔と、気持ちのいい挨拶が信頼感を作る

・表情

第一印象では表情も重要です。やはり明るい笑顔を向けられると、それだけで人は安心しますし、相手に好印象を抱きます。マスクをしていると表情全体が見えにくいという難点がありますが、それでも人は相手の目やその周囲から表情を読み取っています。

ただ自分がどんな表情をしているかは、自分では見えません。本人は笑顔を作っているつもりでも、人からはそう見えないケースも多々あります。日頃から、出勤前や勤務開始前など一日に何度か、鏡の前で思い切り笑顔を作り、自分の表情を確認しておくのも一案です。

ほかにも、新人向けのビジネス研修などでは割り箸を使った笑顔のトレーニングが行われることがあります。鏡の前で、割り箸一膳を地面と水平になるように口にくわえ、割り箸のラインよりも口角を上げるつもりで笑顔を作るといいそうです。また目じりを口角に寄せるように目の周りの筋肉を動かすと、マスクをしていても分かる「笑った目」になり

ます。こうしたトレーニングで目の周りや口元、頬の表情筋がよく動くようになると明るい笑顔が作りやすくなります。

・挨拶

挨拶も非常に重要です。挨拶には相手の存在を認める、心の距離を縮めるなどの効果があります。笑顔で気持ちのいい挨拶ができれば、それだけで第一印象はぐんと良くなります。

挨拶の基本は、穏やかな笑顔で相手と目を合わせ、相手にとって聞きやすい適切な音量・スピードで挨拶の言葉を伝えます。基本的には、普段より少しだけ高い声のほうが明るい印象になりますが、耳が遠く、高い声は聞き取りにくいといった高齢者であれば、逆に普段よりやや低く落ち着いた声で、ゆっくり・はっきりと発音しながら挨拶をします。

また挨拶と同時に軽くお辞儀をすると、より丁寧な接遇になります。お辞儀は頭だけをひょこっと下げるのではなく、背筋をまっすぐにしたまま腰を支点として上半身を傾けるようにすると美しい姿になります。普段の挨拶であれば軽いお辞儀（会釈：約15度）でいいですが、御礼など、より敬意を表したいときは敬礼（約30度）、謝罪のときはさらに深い最敬礼（約45度）と、そのときどきで適切な角度のお辞儀をして、敬意を払います。

当健診センターでは、受診者が受付に来たときには受付対応を行う一人の職員だけでなく、その場にいるスタッフ全員で「おはようございます」と笑顔で挨拶することを徹底しています。こうすることで不安な気持ちを抱えて来院する受診者に「私たち全員で心から受診者をお迎えします。安心して健診・検査を受けてください」という気持ちを伝えています。また健診・検査を終えて帰るときにも「ありがとうございました。気をつけてお帰りください」と、やはり全員で挨拶をします。そうすると、ほとんどの受診者は「健診を無事に終えられてほっとした」という表情を浮かべ、柔らかい笑顔で帰っていきます。

さらに挨拶については、受診者に対してだけでなく、日頃から職員同士の間でも「おはようございます」「ありがとうございます」「お疲れさまです」「お先に失礼します」といった気持ちのいい挨拶を習慣にしています。挨拶には職場の雰囲気を明るくしたり、チームの一体感を高めたりする効果もあると感じます。

言葉遣いの基本は「最上級の敬語」

第一印象のところで、視覚情報と聴覚情報で、印象の9割以上を占めるという話をしましたが、だからといって言語情報がいい加減でよい、ということではありません。

健診センターを受診する人は、40～74歳が対象の特定健診や生活習慣病予防健診などの受診者が多いです。この年代の方々は社会人としての経験も長く、職場などでも責任のある立場にいることが少なくありません。ですから敬語の使い方が誤っていたり、へんに馴れ馴れしい言葉遣いをしたりすると不快感・不安が高まってしまいます。

同じ医療職でも、外来や病棟の看護師であれば、治療中に患者と何度も顔を合わせるなかで距離が縮まり、親しみをこめて「ちょっと待っててね」といったタメ口のような話し方をすることがあります。しかし健診センターでは多くの場合、年に1回会うか会わないかという関係ですから、あまり砕けすぎた表現や言葉遣いはふさわしくないと考えています。

敬語

基本の言葉	尊敬語（相手をもちあげる）	謙譲語（自分がへりくだる）	丁寧語
行く	行かれる いらっしゃる	参る うかがう	行きます
来る	いらっしゃる お越しになる おみえになる		来ます
見る	ご覧になる	拝見する	見ます
する	なさる	いたす	します
食べる	召し上がる	いただく 頂戴する	食べます
聞く	お聞きになる	承る 伺う	聞きます
話す	話される おっしゃる	申す 申し上げる	話します
知っている	ご存知	存じ上げる	知っています

出典：『はじめての医療接遇』近藤和子（ごきげんビジネス出版）

・敬語

健診センターでの言葉遣いの基本は、最上級の敬語です。相手やシーンに合わせて相手を敬う「尊敬語」、自分がへりくだる「謙譲語」、丁寧な表現である「丁寧語」を使い分けられるようにしておきたいものです。

・受診者、家族の呼び方

受診者や付き添いの家族の呼称にも、配慮を示すことが大切です。外来では患者を呼ぶときは受診番号とともに「○○さん」と名字で呼ぶのが一般的です。施設によっては「○○様」とより丁寧な表現をとっている施設もあります。しかし健診を受ける受診者は「お客様」ですので、当健診センターでは接遇の差をつけるため「○○様」とお呼びしています。それぞれの施設の規則に沿った呼び方を徹底します。付き添いの家族については「お父さん、お母さん」「おじいさん、おばあさん」「娘さん、息子さん、お嫁さん」といった直接の関係を表す表現は避けます。付き添い者は立場によらず「ご家族様」と呼び、「ご家族様は、検査室の外の椅子でお待ちください」などと伝えるのが適切です。

相手への尊重や思いやりを示す言語表現を

・クッション言葉と二重敬語

丁寧な言葉遣いとしては「クッション言葉」を覚えておくのも便利です。伝えたい言葉の前に「すみませんが」「恐れ入りますが」「お手数ですが」などのクッションになる言葉を一つはさむことで、さらに丁寧な表現になります。健診センターでは、一つひとつの検査の案内等のすべてにクッション言葉をはさむ必要はありませんが、社会的な地位が高い受診者でより丁寧な接遇が求められるとき、また受診者が気分を害した際などに、こうしたクッション言葉を適切に使えると、その施設やスタッフへの信頼が高まります。

また丁寧語には名詞などの上に「お」や「ご」をつける表現もあります。「お電話をありがとうございます」「それはご心配ですね」「ご協力いただき感謝します」などです。この場合、動詞に「れる・られる」はつけないのが原則です。「お・ご」に「れる・られる」を合わせると敬意を表す言葉が重なり、二重敬語になるためです。よくある間違いに「ご覧になられましたか?」という表現がありますが、これだと「ご覧」と「なられる」の二重敬語になるので「ご覧になりましたか?」とするのが正解です。その組織の文化や慣習もありますから、二重敬語だからすべてダメというわけではありませんが、健診センターでは丁寧でありつつ、簡潔で正しい表現がふさわしいように思います。

・よく使う言葉遣い

基本の敬語や言葉遣いを理解したうえで、健診センターでよく使用する敬語を記憶しておくのもよいと思います。例を挙げると、次のような表現があります。

【健診センターでよく使う言葉遣いの例】

・書類を書いてほしい　→　(お手数ですが)書類をお書きください(書類にご記入くださ

い)

・待っていてほしい　↓　こちらで少々お待ちください

・あとで呼ぶ　↓　のちほどお呼びいたします（のちほどご案内いたします）

・こっちへ来てほしい　↓　どうぞこちらへいらしてください

・これを読んでほしい　↓　こちらをご覧ください（ご覧いただけますか？）

・もう一度言ってほしい　↓　（恐れ入りますが）もう一度おっしゃってください（もう一度うかがえますか？）

・できない　↓　（申し訳ありません）できかねます（いたしかねます）

・分からない　↓　（申し訳ありません）私には分かりかねます（私には分かりかねますので確認してまいります）

【ポイント2】気づきと配慮

受診者をよく観察し、その人の思いを汲んで行動する

続いて、健診センターの接遇で2つ目のポイントとなるのが「気づきと配慮」です。受診者一人ひとりのそのときの気持ちや状況を敏感に察知し、少しでも不快や不安を取り除き、その人にとって満足のいくサービスを提供できるように配慮をすることです。

そもそも健診・検診は治療ではありませんが、検査を受けること自体が不安や緊張を伴うことも多いですし、バリウム検査のように実際に体に負担がかかる検査もあります。また検査で肌を露出するなど「恥ずかしい」「嫌だ」と感じるプロセスもありますし、検査データを他人に知られること自体が羞恥心を伴う場合もあります。そういう検査に対する抵抗感や不安をできるだけ取り除けるように、検査方法や環境、スタッフの関わり方なども十分に考えておく必要があります。

また健診センターは健診・検査を行うという一つの目的のための施設に思えますが、受診者のニーズは実はさまざまです。企業の生活習慣病予防健診で「健康上で特に気になる

ところはないし、仕事が忙しいのでとにかく早く終わらせたい」という人もいますし、一方で「同年代で病気を経験する人が増えたし、自分もこの機会にオプションを含めて気になるところを徹底して調べたい」という人もいます。

さらに健診・検査についての考えが明確にある人だけではなく、「体調で気になるところはあるけれど、どうしたらいいか分からない」、あるいは「検査を受けてみたいが内容がよく分からない」「被曝などのリスクがないのか不安」といった人もいます。

ですから受診者の発する言葉に対応するのはもちろんですが、言葉にならない思いまでを汲み取り、積極的に声かけや配慮をしていく必要があります。そのためには、職員は個々の受診者の表情や顔色、視線の動き、態度等をよく観察し、検査時の反応やちょっとしたつぶやきなども敏感にキャッチしながら「この受診者の求めているサービスは何か」と常に考える習慣をつけるようにします。

検査時の羞恥心や不安を和らげる配慮を徹底

・検査での羞恥心対策

検査時の抵抗感・羞恥心ということでは、女性の受診者の対応が重要になります。健診時に下着1枚で寝巻きのような検診衣に着替える場合、ほかの男性受診者の目が気になるという女性受診者は少なくないようです。そこで大規模な健診センターでは、女性専用の施設を設けたり、日にちやフロアを男女で分けたりしているようなところもあります。

当健診センターでは設備的にも人員的にもそこまでの対応はできませんが、検診衣はあえて採用していません。体を締め付けるような下着、金具の付いた下着を着てくるのは控えてもらっていますが、それ以外はふつうの私服で健診を受けられるようにしています。万一、金具が付いている下着を着てきてしまったときは、受付で確認しておき、レントゲン検査の前など、必要なタイミングで着替えをしてもらえるよう案内しています。最初に検診衣に着替える場合と、トータルで検査時間はそれほど変わりませんし、女性にとっては逆に安心感にもつながっているようです。

また女性受診者の場合、検査時のスタッフの性別にも配慮しています。特に、女性の腹囲の測定は、検査者が女性の体に腕を回すような体勢になりますから、必ず女性スタッフが対応するようにしています。また心電図検査も同様です。心電図検査はベッドの上で胸をはだけた状態で横たわり、左の乳房周囲にも電極パッドを貼って心電図を測定しますから、女性にとっては抵抗感が強い検査です。そこで必ず女性スタッフが検査を行い、検査中も電極パッドを貼ったあとにはバスタオルを上からかけて体を覆うなどして羞恥心を感じにくいように配慮しています。

・プライバシー対策

そのほか、自宅で採取してもらった検便キットを受付で提出してもらうときは、ほかの受診者の目に触れにくい場所で受け取り、名前等を確認するようにしていますし、すべての検査で、検査値等がほかの人に容易に見られたり聞かれたりすることがないようにプライバシーに十分に配慮をしています。

受診者ニーズを先読みして声かけやアドバイス

受診者の表情や態度、様子を見て、そこから顕在的・潜在的なニーズを想像して対応していくことも大切です。

・待ち時間の対策

例えば「時間がない」「とにかく早く検査を終えたい」という様子の受診者であれば、できるだけ検査で待たなくて済むように、可能な範囲で入れる検査から案内することもあります。検査が混雑していて、どうしても待ち時間が発生してしまう場合、「今混雑しているため、少々お待たせします」と断りの一言を先に伝えます。待っている間も、ただ放っておくのではなく、時々様子を見に行って「お待たせしていてすみません」といった声かけをします。こうした一言があるとないとでは、受診者の心象もだいぶ変わります。

・検査内容、オプションの確認

受診者が必要な検査を漏れなく受けられるように、また不要な検査を受けなくて済むように、受付で検査やオプションの内容を確認するのも大切です。

当院は胃腸科専門の病院ということもあり、最も多く追加されるオプションとしてピロリ菌の抗体検査があります。ピロリ菌検査を一度もしたことがない人であれば検査をするのは有意義ですが、この検査は感染の抗体を見る血液検査のため、過去に感染があって、すでに除菌治療をした人も「＋（陽性）」という判定が出てしまいます。本来、現代の生活でピロリ菌に再感染することはほぼないので、すでに除菌治療をした人には検査は不要ですし、検査をすれば費用も追加でかかってしまいます。そこで受診者が不要な検査や費用負担をしなくて済むように、検査の希望の有無（感染経験の有無）は必ず確認するようにしています。

またオプション検査の希望についても同様に確認します。オプションの有無によって費用も変わるため検査内容と費用とをしっかり確認します。

受付で、オプション検査表を見ながら迷っている様子の人がいたとき、あるいは「オプションはどれがお勧めですか?」と質問された場合は、受診者と話をしながらその人に合ったオプションを選べるようにサポートします。職員側から受診者に「オプション検査でどんなことを知りたいですか？」「何か心配な症状がありますか？」などと聞き取りをしていくと、その人の潜在的なニーズが引き出されてきます。そこで「その症状であれば胃カメラの検査を一度受けておくと安心です」という具合に、受診者のニーズを満たす提案を行っていきます。

・思いやりやねぎらいの一言

受診者の状況に合わせて、思いやりやねぎらいの言葉をかけるのも良い接遇のポイントです。例えば、初めて胃カメラの検査を受ける受診者が、準備室でかなり緊張している面持ちであれば「(静注法である場合)うとうとして眠っているような状態で検査ができますから、痛みもないですし大丈夫ですよ」など、不安を和らげる言葉をかけています。

また、バリウム検査などの身体的な負担が大きい検査をしたあとには「お疲れさまでした」「頑張りましたね」「体調に問題はないですか？」などと、ねぎらいの言葉をかけています。そうした言葉があると受診者はほっと安心しますし、その後の体調変化やバリウム検査後の下剤使用法など、質問・疑問があったときにも素直に発言しやすくなるようです。

【ポイント3】幅広い知識と説明能力

健診・検査の幅広い知識をもち、分かりやすく伝える

健診センターの接遇のポイントの3つ目が「幅広い知識と説明能力」です。

知識ということでは、まずは健康診断制度そのものについての正しい知識がなければいけません。企業などの労働者のための一般健康診断もあれば、40～74歳の人を対象とした特定健康診査・特定保健指導もあります。さらにそれぞれにオプション検査もありますし、完全に自費の人間ドックもあれば、自治体から補助のある人間ドックもあります。そのため同じ会社の従業員、同じ市区町村の住民であっても、年齢や性別、オプション検査追加の有無、加入している健康保険組合等によって検査内容と費用は一人ひとり異なります。

健診センターの職員は、こうした健診制度について正しい知識をもっていなければなりません。知識があいまいなままだと受診者一人ひとりに正しい案内をすることができず、検査内容や費用の誤りといったトラブルを招いてしまいます。院内研修や各自の研鑽により、受付の職員だけでなく、職員全員が複雑な健診制度の全容をしっかり頭に入れておく

必要があります。

また、健診センターで行う多くの検査についての知識・説明能力も不可欠です。その検査により何が分かるのかという目的を理解していて、説明できることが大事です。さらに、どのような検査で、正しい検査値を得るために検査前・検査中・検査後で気をつけることがあるか等、必要なことを受診者に分かりやすく説明する力が求められます。

そして、健診センター職員は予防医療や健康づくりの専門家として、受診者からさまざまな質問や相談を受けます。バリウム検査と胃カメラの違いといった検査に関する質問もありますし、「自分に合ったオプション検査はどれか」といった相談もあります。さらに、時に健診の受診者で「たまにみぞおちが痛むことがある」などの症状を訴える人もいます。多様な原因を考えながら聞き取りを行い、すぐに外来受診を勧めるレベルなのか、とりあえず健診やオプション検査で異常の有無を調べればいいのか、判断をしなければいけない場合もあります。

ですから健診や検査に加えて、予防医療のプロフェッショナルとして、どのような症状でどのような疾患リスクが考えられるのか、全身の疾患についての幅広い知識ももち合わせている必要があります。

健診の種類と内容、費用、オプションを正しく理解する

健診制度は複数の法律が関係しており、それぞれ対象となる人や年齢が異なります。また加入している健康保険によっても健診費用や補助の有無などが異なりますから、全体像は非常に複雑です。

・国保と社保の違いを理解する

おそらく全体の基礎になるのが、健康保険の「国保と社保の違い」を理解しておくことだと思います。国保（国民健康保険）とは、自営業者や定年退職した人など、企業・団体に所属していない人とその扶養者が加入する健康保険です。保険者はその人の住民票がある市区町村です。国保で行う健診は特定健康診査・特定保健指導であり、また特定の年齢の人（希望者）を対象にがん検診も行っています。このほか後述しますが、自治体によっては人間ドックの費用を補助・助成しているところもあります。健診センターは国保で健診や人間ドックを行った場合、その費用を保険者である各市区町村に請求します。

一方の社保（社会保険）は、企業や団体に所属する人とその扶養者が加入する健康保険です。保険者は各企業・団体の健康保険組合、共済組合、協会けんぽなどです。社保による健康診断は、企業による法定健診（雇用時健診、一般定期健診など）と、特定健康診査に代わる生活習慣病予防健診です。社保に加入する人の家族（配偶者）も、社保での健康診断（特定健診）を受けられますし、社保で人間ドック費用の補助をしているところもあります。健診センターは社保で行った健診、人間ドックの費用は、おのおのの企業の健康保険組合や協会けんぽなどに請求します。

国保・社保、健康診断の種類の違いを幹として、その枝葉として各市区町村、企業の健康保険組合、協会けんぽ、健診代行機関による違い、さらには各健診施設による自費の人間ドック、オプション検査等を把握していくと、全体の理解が進むように思います。

以下に、参考までに当健診センターで対応している健診の種類と費用の例を挙げておきます（内容・費用は2024年8月現在）。

【（国保）特定健康診査・特定保健指導／がん検診】

40～74歳の国民健康保険加入者が対象です。茨城県つくば市にある当健診センターの場合、つくば市、つくばみらい市、阿見町、稲敷市、行方《なめがた》市、石岡市といった近隣市町からの特定健診受診者を受け入れています。受診者の窓口での自己負担額は自治体により、無料〜1000円程度です。また、つくば市の国保加入者を対象に、がん検診として結核検診、大腸がん検診、前立腺がん検診、肝炎検診、胃がんリスク検診、内視鏡検査を行っています（受診者の自己負担額は無料〜5000円）。

【（社保）一般定期健康診断、雇用時健診、生活習慣病予防健診】

社会保険（企業の健康保険組合、協会けんぽなど）に加入する人が対象です。社保加入者の一般定期健診・雇用時健診は、35歳未満と36〜39歳の人を対象とした法定健診A（企業請求額5250円）、35歳と40歳以上を対象とした法定健診B（企業請求額1万1700円）があります。

また協会けんぽや社保加入者で40〜74歳の人は、特定健診に代わる生活習慣病予防健診を受けられます。協会けんぽの場合、生活習慣病予防健診の費用一人1万8865円のうち、協会けんぽで1万3583円を補助しているため、企業請求額は5282円です。企業の健康保険組合の場合、企業によって自己負担額の有無や金額は異なります。

【（自費）人間ドック】

人間ドックは基本的に自費の検査ですが、自治体によって受診費用の補助をしているところがあります。近隣自治体では、つくば市で年に1万7500円、つくばみらい市では1万7000円、阿見町2万3000円、稲敷市2万5000円の補助が利用できます。

また協会けんぽでも、人間ドック受診費用補助として1回1万3583円が受けられます。

当健診センターの人間ドックコースと費用（自費の場合）は次のとおりです。

・日帰りM（胃）…上部消化器（食道・胃）を中心としたコースです（3万9600円）。
・日帰りC（大腸）…下部消化器（大腸・直腸）を中心としたコースです（4万2900円）。
・一泊（胃＋糖負荷）コース…消化器系のがんの早期発見、生活習慣病の予防を目的としたコースです（5万2800円）。
・一泊（胃＋大腸）コース…消化器系のがんの早期発見、生活習慣病の予防を目的として胃の検査に加え大腸検査を行います（6万5000円）。
・二泊（胃＋大腸）コース…胃がんや大腸がんの早期発見を目的とし、さらに糖負荷検査を行います（7万1500円）。

・プレミアムコース…人間ドックコースに加え、ＣＴ検査やエコー検査等を追加した最も精密な人間ドックです（11万１５００円）。

【オプション検査】

オプション検査は血液検査や画像検査などの簡便な検査で、法定の健康診断では確認できない病気のリスクを調べるものです。受診者の希望により、企業の定期健診や特定健康診査に追加して検査をすることができます。オプション単体での検査も行っています。健診施設により対応している検査内容、費用は異なりますが、平均的な費用の例としては検査一つにつき数千円から数万円ほどです。当健診センターで扱っているオプション検査は次のものです。

・骨密度検査（ＤＰＸ法）…骨粗鬆症の度合いを確認します（２７５０円）。
・ＡＢＩ（四肢血圧による血管推定年齢の概測）…動脈硬化の予測、現在の血管年齢が分かる検査です（１６５０円）。
・ＰＳＡ（男性／前立腺腫瘍マーカー）…前立腺がんの早期発見が目的です（２２００円）。
・ＣＥＡ（消化器系がんの腫瘍マーカー）…消化器系がんを含めた多くのがんを感知する

検査です（2100円）。

・CA19－9（膵臓がん・消化器系がんの腫瘍マーカー）…膵炎や膵臓がん、消化器系疾患を感知する検査です（2300円）。

・CA125（女性／婦人科系腫瘍マーカー）…卵巣がんや子宮がんなどの早期発見が目的。採血のみで調べられます（2500円）。

・CA15－3（女性／乳がん腫瘍マーカー）…女性罹患率1位の乳がんを早期発見するのが目的。採血のみで調べられる検査です（2200円）。

・BNP（潜在性の心臓病のスクリーニング）…急性・慢性心不全、左室肥大などの心臓病を採血で確認します（2200円）。

・亜鉛検査（亜鉛欠乏症の判断・予測）…味覚障害などを採血で調べる検査です（2200円）。

・胃ABC分類（ピロリ菌抗体とペプシノーゲンから胃粘膜萎縮を予測）…胃がん発生リスクの判断・予測をします（5500円）。

・ピロリ菌抗体検査（採血でピロリ菌抗体をチェック）…胃がん発生リスクのピロリ菌感染の確認をします（2200円）。

・腹部超音波検査（腹部臓器の画像診断）…肝臓・脾臓・膵臓・胆嚢・腎臓・膀胱・子宮・卵巣の異常の早期発見を目的とする検査です（5500円）。
・頸部超音波検査（頸動脈の動脈硬化やプラークによる閉塞の確認）…頸動脈の狭窄や閉塞、動脈硬化性血管病変の発見のための検査です（3500円）。
・甲状腺超音波検査（甲状腺の大きさ、腫瘍病変の確認）…甲状腺機能亢進症や甲状腺腫、甲状腺がんの早期発見を目的とします（3500円）。
・下肢超音波検査（下肢動静脈の状態確認）…下肢静脈瘤の診断や下肢動脈の狭窄を確認する検査です（4500円）。
・前立腺超音波検査（男性／前立腺の画像診断）…前立腺肥大・前立腺がんの早期発見が目的です（2200円）。
・頭部CT検査（脳の断層画像による器質的変化の確認）…脳梗塞・脳腫瘍の早期発見のための検査です（1万1000円）。
・胸部CT検査（胸の断層画像による器質的変化の確認）…肺がん・肺炎・結核の早期発見をするための検査です（1万1000円）。
・腹部CT検査（腹部の断層画像による器質的変化の確認）…腹部臓器腫瘍の早期発見の

ための検査です（1万1000円）。

・大腸バリウム検査（大腸に造影剤を注入したX線撮影）…大腸がんやポリープ、大腸憩室、潰瘍性大腸炎などの発見が目的です（8000円）。

・尿細胞診検査（尿中の細胞を顕微鏡で検査）…腎・膀胱がんの早期発見、感染症や炎症性疾患の確認をします（1650円）。

・腸内フローラ検査（自宅での便採取）…腸内環境の良し悪しを総合的に判定し、詳細な報告を示して病気予防・健康長寿につなげます（1万7000円）。

各種検査の特徴や目的、注意などを伝える

「幅広い知識と説明能力」は、その健診センターで行う検査についても同様です。なかには看護師や検査技師には理解できても、一般の人には分かりづらい医療用語もあります。そうした難しい言葉をやさしい言葉に置き換えて説明し、検査の必要性を理解し協力してもらうためには各検査に関する正確で深い理解が欠かせません。

例えば通常の健診でも行われることが多い検査で、検査の負担がやや大きいものには上部消化管造影検査（バリウム検査）、上部消化管内視鏡検査（胃カメラ）、CT検査などがあります。こうした検査を例に、受診者に説明するために確認しておきたい特徴・情報、支援のポイントなどを整理すると次のようになります。

【上部消化管造影検査（バリウム検査）の特徴】

・どのような検査か

受診者にバリウムを飲んでもらい、食道、胃、十二指腸という上部消化管をX線造影する検査です。検査時間は10～20分程度です。特徴はバリウムや発泡剤を飲んだうえで、検査台の上でさまざまな体位をとることです。消化管をはっきりと造影するためには、バリウムを消化管の内壁全体に薄く広げる必要があります。そのため、バリウムとともに発泡剤を飲んでもらい、発泡剤から出る炭酸ガスで胃を膨らませ胃の内壁へとバリウムを付着させます。さらに検査台の上で体位変更や回転をしてもらう、検査台を動かすなどして消化管全体にバリウムを広げ、消化管の状態やその動きなどを撮影します。

・この検査で分かること

健診施設では食道、胃、十二指腸の異常・疾患の早期発見のために行われます。特に食道がん、胃がんのリスクとなる粘膜や粘膜下の病変、胃潰瘍、十二指腸潰瘍などの潰瘍性の病変の有無などを確認することができます。この検査で異常がみられた場合は、上部消化管内視鏡検査（胃カメラ）でさらに詳しい検査を行います。

・検査前・中・後の注意点

（検査前）検査前日の20時以降は絶食となります。水分は検査の2時間前まで摂取できます。当日の検査前には検査衣に着替えるか、金属・ボタンのある衣類・装飾品等は外してもらいます。

（検査中）バリウムと発泡剤を飲んでもらったあとは炭酸ガスで胃を膨らませるために、曖気（げっぷ）を我慢してもらうように伝えます。また検査中は、検査台の上で頻繁に体位を変えてもらうため、検査台からの転落や検査台可動部への衣類等の巻き込みがないように注意して見守ります。

（検査後）バリウムを排出するために、下剤を服用したり水分を普段より多くとってもらったりするように依頼します。検査終了30分後から食事が可能です。バリウムの排出が不十分な場合、バリウムが固まって腸閉塞を起こすことがあります。白いバリウム便から通常便に変わるまで本人に観察してもらい、一定時間が過ぎても通常便に戻らないときは下剤を追加で服用してもらいます。

・受診者支援のポイント

バリウム検査には苦手意識をもつ人が少なくありません。どろっとしたバリウムを飲むのが苦手、発泡剤でおなかが膨れて苦しい、検査台の上でいろいろと体位の指示をされるので緊張するなど、理由はさまざまですが、不安や緊張がみられるときは検査前や検査中も「バリウムも昔より飲みやすくなっています」「検査は10分くらいで済みます」などと安心できる言葉がけをします。検査後には「お疲れさまでした」の一言を添えます。

【上部消化管内視鏡検査（胃カメラ）の特徴】

・どのような検査か

内視鏡、すなわち先端に超小型レンズ・カメラのついた直径5～9㎜ほどの電子スコープを口または鼻から挿入し、食道や胃、十二指腸の粘膜の状態を観察する検査です。口からの場合、電子スコープを挿入するときにオエッとなる咽頭反射や苦しさを緩和するために当院では鎮静薬を使用することが多いです。検査時間自体は通常10～15分ほどですが、鎮静薬を使ったときはその効果がきれるまで回復室で30分ほど休んでもらうなど、検査後の安全確保にも注意が必要です。

・この検査で分かること

食道、胃、十二指腸の粘膜の状態を直接観察できるため、病変の大きさや色、形などから食道がんや胃がんの早期発見につながるほか、ピロリ菌感染等による胃炎の程度、胃潰瘍、十二指腸潰瘍の有無などを判断できます。またがんが疑われる病変が見つかった場合、粘膜の一部を採取して組織検査（生検）をすることもできます。

・検査前・中・後の注意点

（検査前）午前の検査の場合、検査前日の20時以降は絶食となります。水分は検査の2時間前まで摂取できます。検査当日鎮静薬を希望される方は、車やバイクの運転は終日できないことを伝え、必要な人には家族の付き添いを依頼します。誤嚥や危険防止のために義歯、眼鏡は外してもらいます。

（検査中）腹部を締め付けないようにベルトやボタンをゆるめ、検査台に横向き（左側臥位）で寝てもらいます。体の力を抜いてリラックスする、気分が悪くなったらすぐに伝えるように依頼します。口から検査をする場合、誤嚥防止のために唾液は飲み込まずに口から出すように指導します。

（検査後）鎮静薬の効果がきれるまで、回復室で30分休んでもらい、その間に意識低下やめまい、悪心等の異常がないかを確認します。一定時間が経過後、体調に問題がなければ終了です。内視鏡検査で生検をした場合は、出血が増えないように飲酒は禁止し、食事も消化のよい軽いものをとるように指示します。

・受診者支援のポイント

上部消化管内視鏡検査では、やはり「苦しさ」や内視鏡という異物が体内に入る「恐怖感」を心配する人が多いです。不安や緊張が強いときには「鎮静薬を使えばうとうとしている状態で検査が終わり、痛みや苦痛はない」ということを強調して伝えます。また特に恐怖心が強い人で「（検査中に）眠らせてほしい」といった要望があるときは鎮静薬を多めにするなどの調整を行うこともあります。検査中に「苦しくないですか」「あと少しで終わります」といった気遣いの言葉をかけることもあります。検査後には「気分が悪いなど何かあれば、すぐに教えてください」といった声かけをしながら回復室に案内し、受診者が休んでいる間も様子を見守ります。

【CT検査の特徴】

・どのような検査か

CT（Computed Tomography コンピュータ断層撮影）検査は、体の周囲360度方向からX線を照射し、通過したX線量の違いをコンピュータ処理することで、体内を断層状の画像として映し出すのが特徴です。検査時は移動寝台に仰向けに横たわった状態で、ガントリーと呼ばれるドーナツ形の装置に入り、撮影をします。検査時間は10～15分ほどです。

・この検査で分かること

撮影する部位によって目的も変わりますが、健診施設や人間ドックでよく行われるのは頭部CT、胸部CT、腹部CTです。頭部CTでは脳腫瘍、脳梗塞、脳出血などの脳血管の疾患の有無を確認します。胸部CTでは肺がん、肺炎、結核、胸部大動脈瘤などの早期発見に使用されます。腹部CTは肝臓がん、膵臓がん、腎臓がんといった腹部の臓器腫瘍の早期発見のために行われます。

・検査前・中・後の注意点

（検査前）金属類はX線を通さずに白く映ってしまうため、入れ歯や眼鏡、アクセサリー、ヘアピン、金属のついた衣類などは検査前に外してもらいます。検査時にドーナツ状の装置に入るため、閉所恐怖症がないかも確認します。

（検査中）閉所が苦手な人には、検査中も近くに看護師と検査技師がいることを知らせ、気分が悪くなったら伝えるように依頼します。

（検査後）健診施設での造影剤を使用しないCT検査であれば、検査後の注意は特にありません。通常の食事もできます。

・**受診者支援のポイント**

健診施設のCT検査の注意点は、検査時に狭い装置の中へ入るので閉所が苦手な人にとっては恐怖感が生じやすいこと、そして被曝の不安を訴える人がいることです。閉所が苦手な人には、検査中は看護師や検査技師がそばにいることを伝え、安心感を得られるように支援します。被曝については、CT検査は単純X線検査に比べて被曝が増えますが、最近のCTは撮影時間も短くなり、放射線量も最小限に抑えられるようになっています。年に1~2回の健診による被曝量は、人体への影響を心配するレベルよりも低いことを説明します。

このほかにも場合によっては血液検査の注射器が苦手など、簡単な検査でも負担感、抵抗感を感じる人はいるものです。医療職にとっては当たり前のことであっても、受診者は違う感覚であることを想像し、検査の必要性を解説したり、受診者にとって負担感の和らぐ説明・声かけをしたりしていくことが大事です。そうした積み重ねが信頼感につながっていきます。

受診者の質問・相談には、的確に分かりやすく回答を

健診は、法定健診で検査内容があらかじめ決まっているものもありますが、本来は受診者本人が受ける検査を選ぶものです。また似たような検査があるときに自分に適しているのはどちらか、オプション検査を受けるかどうか、検査時に薬剤を使うか否かなどで受診者が迷うこともあります。そうしたときに正しく分かりやすい情報を与えて、受診者が自分で判断する材料を提供するのも、健診センターの職員の大切な仕事の一つです。

当健診センターの場合、消化器の専門病院であり、内視鏡検査の実績が多いこともあり、内視鏡検査にまつわる質問・相談は非常に多いです。例えば「バリウム検査と胃カメラは

どう違うのか」「内視鏡検査をするなら口からと鼻から、どちらがいいか」「内視鏡検査の鎮静薬は、全身麻酔と同じ？」などです。健診施設の職員は、こうした質問にも的確に答えられなければなりません。

参考までに、これらの質問の回答にもなる情報を簡単にまとめておきます。

・バリウム検査（胃透視検査）と胃カメラの違い

以前は法定の健康診断ではバリウム検査を行い、異常が認められたときに胃カメラをするという規定でしたが、２０１６年から胃がん検診としてバリウム検査か胃カメラかを選べる施設もあります。そのため、どちらを選ぶべきかと迷う受診者が増えています。

バリウム検査は、バリウムを胃の内壁に広げ、胃の形や内壁の凹凸を観察します。それに対して胃カメラは消化器の内壁を直接観察するものです。バリウム検査では胃全体の形や凹凸のある病変は観察しやすいですが、粘膜のわずかなへこみ、周囲と色の違う病変といった早期胃がんの発見は、胃カメラのほうがはるかに優れています。ただしバリウム検査は検査技師が行う検査で、バスによる巡回検診なども可能なのに対し、胃カメラは検査機器のある施設で医師が行うため、バリウム検査に比べて対応できる施設数は少なくなります。またバリウム検査はバリウムによる腸閉塞、胃カメラは検査時の苦痛や恐怖感といったデメリットがそれぞれあります。

・経口内視鏡（口から）と経鼻内視鏡（鼻から）の違い

上部消化管内視鏡検査には、内視鏡を口から入れる経口内視鏡検査と、鼻から入れる経鼻内視鏡検査があります。

経口内視鏡は直径8～9㎜の内視鏡を使用しますが、舌の根元に直接内視鏡が当たるため、オエッという咽頭反射や苦しさを感じやすいという特徴があります。こうした苦痛を和らげるため鎮静薬を希望される方が多いです。花粉症や慢性鼻炎などで鼻腔が腫れて狭い人、鼻出血しやすい人には経口内視鏡が向いています。

一方の経鼻内視鏡は、経口のようにオエッとする場所に内視鏡が当たらないので、比較的楽に検査することができます。直径5～6㎜の極細の内視鏡を使用し、軽い局所麻酔だけで不快感がなく検査を受けられます。医師と話をしながら検査を受けることが可能です。

以前は、経鼻内視鏡は経口内視鏡に比べてカメラの明るさや向きの操作に限界があるなど、性能に多少の差がありましたが、最近では経鼻と経口でほとんど差はなくなっていま

経口内視鏡と経鼻内視鏡の違い

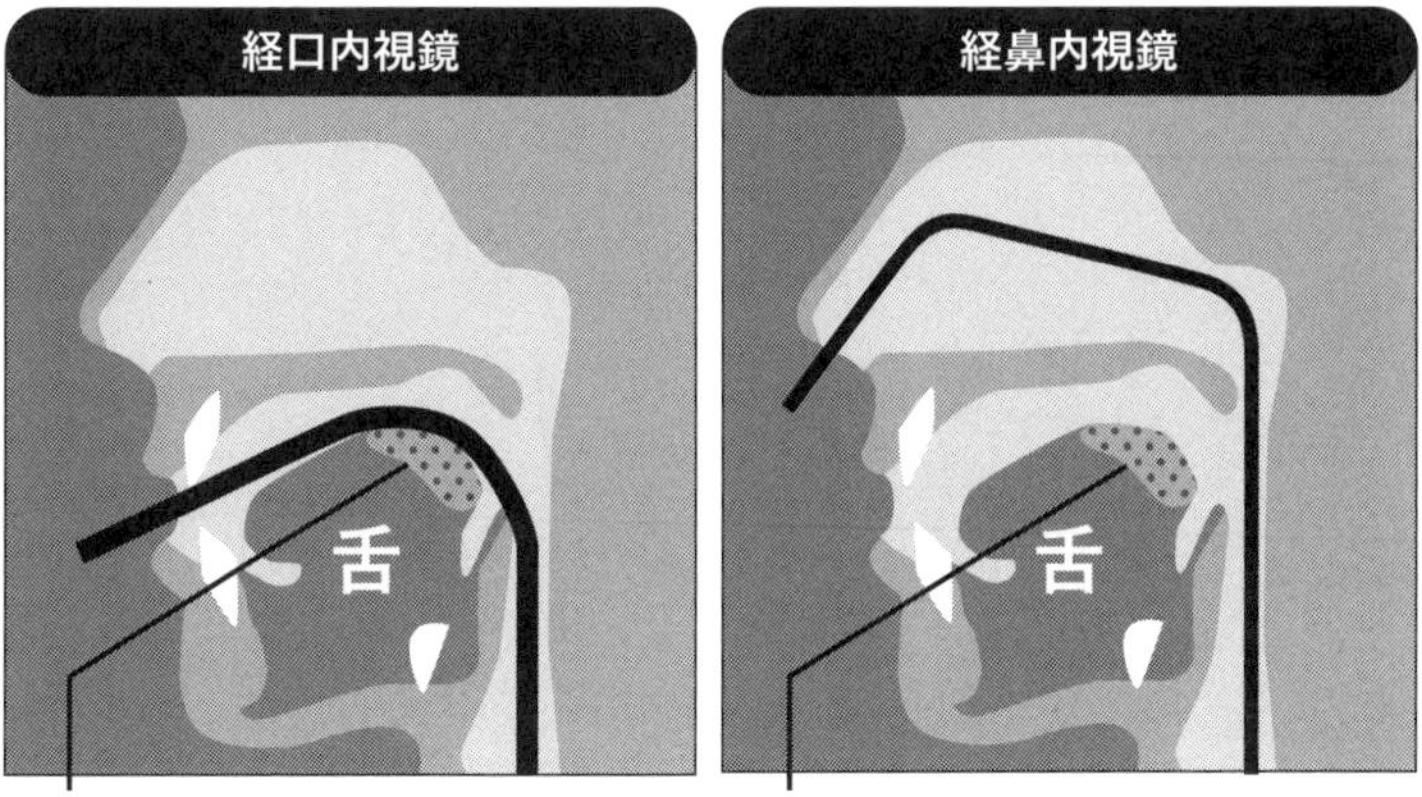

この部分にスコープが触れると、吐き気を感じる。

この部分にスコープは触れにくい。

す。

より苦痛が少ない検査を望む人で、鼻腔等に問題がなければ経鼻内視鏡を、鼻腔や鼻粘膜にトラブルがある人は経口内視鏡が向いています。一方、歯磨きの際に強い嘔吐反射で奥歯が磨けないような人には、鎮静薬を用いた経口内視鏡検査をお勧めしています。

・内視鏡検査の鎮静薬と全身麻酔との違い

経口内視鏡検査で使用する鎮静薬についても、よく質問や相談を受けます。受診者の話を聞いていて多いのは、鎮静薬と全身麻酔とを混同しているケースです。「うとうとしているうちに検査が終わる」と説明すると、全身麻酔を想像して「入院検査でな

鎮静レベルの定義

	不安除去	意識下鎮静	深い鎮静／鎮痛	全身麻酔
反応	問いかけに正常に反応	問いかけまたは触覚刺激に対して意図して反応できる	繰り返しまたは痛みを伴う刺激に反応できる	疼痛刺激にも反応しない
気道	影響なく正常	処置を必要としない	気道確保が必要なことがある	気道確保が必要
自発呼吸	影響なく正常	適切に維持	障害される	消失する
心血管機能	影響なく正常	通常維持されている	通常維持されている	障害されうる

日本消化器内視鏡学会HPより作成

くても大丈夫か？」などと心配する人がいます。内視鏡検査で使用する鎮静薬も麻酔の一種ではありますが、全身麻酔ほど深い鎮静状態になるわけではありません。

日本消化器内視鏡学会では、内視鏡検査での鎮静薬使用について、次のように説明しています。

「鎮静とは、投薬により意識レベルの低下を惹起することです。内視鏡検査時の鎮静とは、処置中の苦痛軽減・精神的不安軽減・安静維持のために行います。投与方法は、静脈内に注射もしくは点滴から行います。特に、負荷の大きい検査・処置時や、不安や緊張の強い方に適応されます。鎮静剤を注射することで完全に眠ってしまう方もいますが、『ぼんやりしている』状態とする麻酔であって必ずしも完全に眠る状態になる麻酔ではなく、右の表の意識下鎮静に該当します（同学会ホームページより引用）」

つまり通常の内視鏡検査の鎮静薬は「深い眠り」や「意識消失」という状態ではなく、まさに「うとうとしている」というくらいの鎮静になります。検査後に回復室で休むなどの対応をとることで、通常の健診の一環として日帰りでも検査を行うことができます。

ただし高齢者、肝機能障害、腎機能障害などのある人、慢性閉塞性肺疾患で呼吸不全のある人などは、鎮静薬で想定以上の意識低下、血圧低下、呼吸困難などが起こるリスクがあるため、鎮静薬を使わずに済む内視鏡検査を選択する場合もあります。

【ポイント4】状況に応じた柔軟な対応

年齢・性別も健康状態も異なる受診者に柔軟に対応を

健診センターの接遇のポイントの4つ目は、「状況に応じた柔軟な対応」です。健診センターには年齢・性別、生活環境、文化・価値観等もそれぞれに異なる、多様な受診者が訪れます。そのため「何が良い接遇なのか」も受診者によって少しずつ異なります。また検査のために朝食を抜いてもらうように依頼していたのに「これくらいはいいだろう」と朝食を食べてしまったなど、イレギュラーなことも日常的に起こります。時には、こちらには落ち度がないと思われる対応でも、なぜか受診者が気分を害し、クレームに発展するようなこともあります。

ですから健診センターの職員は、常に相手に合わせた柔軟な対応が求められます。このあたりは若手職員にとっては塩梅が難しいところがあるかもしれませんが、そういうときこそチームで対応していくことが重要です。一部の職員だけが難しい対応を背負ってしまうと、どうしてもつらくなってしまいます。また急な検査の変更などは、検査部門も含めて全体に影響することです。健診センターの職員全体が「お互いに助け合い、カバーし合おう」という思いで気持ちよく動くことができれば、個々の職員の心理的な負担は軽減しますし、組織としての対応力も高まります。

耳の遠い高齢者、外国籍の受診者への対応

・聴力が低下した人には、ゆっくりと丁寧に話す

高齢者には、耳が遠くなっていて言葉を聞き取りにくい人がいます。健診の電話予約の際もこちらの言葉が聞き取れない様子で「ええっ?」と何度も聞き返したり、説明が伝わっていないのか、返事を確認しても戸惑ったりしている様子のことがあります。こうしたときは、言葉一つひとつをはっきりと発音しながら、じっくり時間をかけて丁寧に説明・確認をするようにしています。

そして健診当日の薬の飲み方や食事方法などは、重要な点をメモに書いて健診の案内書とともに送ることもあります。高齢で聴力や認知機能、その他の問題で一人での健診受診

に不安がありそうなときは、ご家族に付き添ってもらえるように依頼をすることもあります。

・外国人の受診者には「やさしい日本語」で対応

また健診センターの受診者には、外国人もいます。なかには日本での生活が長く日本語でまったく問題ない人もいますが、難しい日本語が分からない場合も少なくありません。そのため外国人にも分かりやすい「やさしい日本語」でコミュニケーションをとるようにしています。

例えば健診の問診では「自覚症状がありますか？」と質問することがありますが、自覚症状という言葉は難しく、外国人に伝わりにくいため「どこか具合の悪いところはありますか？」といった表現に変更しています。また尊敬語で「椅子におかけください」というのも伝わりにくい表現です。むしろ丁寧語で「椅子に座って、待っていてください」と言うほうが伝わりやすいようです。

こうした日本で暮らす外国人のための医療現場の「やさしい日本語」については、順天堂大学でワークショップや動画等で情報提供をしています。同大学医学部医学教育研究室の武田裕子教授によるワークショップを紹介した記事では、「やさしい日本語」の作り方の要点を次のように挙げています（順天堂大学のウェブサイト『考えよう、よりよい健康と世界を。　GOOD HEALTH JOURNAL』より）。

「やさしい日本語」のつくり方

①短く話す。

接続詞を使った長い文章にせず、一文一文を短く切ります。

②最後まではっきりと話す。

日本語は語尾が肝心であるにもかかわらず、会話の中ではあいまいなケースが少なくありません。日本人同士ならなんとなく伝わる内容も外国人には察することが難しいので、最後まではっきりと言い切ります。

③尊敬語・謙譲語の使用はやめて、丁寧語（です・ますの形）を使いましょう。

尊敬語・謙譲語は相手への敬意を示すものですが、外国人にはかえって不親切な日本語になってしまいます。特に尊敬語が分かりづらいため、丁寧語で話すように心がけましょう。直截的なものいいに感じられますが、「やさしい日本語」では、分かりやすさが増します。もちろん、相手の日本語レベルによっては尊敬語を用いるのが適切な場合もあります。

こうした情報も参考にしながら、地域性や相手に合わせて「やさしい日本語」を無理なく使えるように訓練していくといいと思います。

ほかにも最近ではスマートフォンのアプリが進化していますから、検査内容の説明などもアプリで翻訳をして英文で見せることもできます。視力検査ではランドルト環の切れ目を答えるときに言葉ではなく、指差しで示してもらうといった対応もあります。その人の日本語理解力に応じ、さまざまな方法で安全に健診を受けられるように支援します。

受診者の急な体調不良や明らかな異常があったときは

・体調不良者はすみやかに休憩所へ

健診時の突発的な対応では、受診者の急な体調不良もあります。例えば注射器が苦手で、血液検査の採血で脳貧血のような症状を起こし、めまいやふらつき等を訴える人もいます。

こうした場合は、すみやかに休憩できる場所を案内し、横になってしばらく休んでもらいます。過去に採血で具合が悪くなった経験がある人は、初めから横たわった姿勢で採血を行うこともあります。休憩後、体調が回復したことを確認できたら、残る検査を再開します。万一、体調不良が続く場合は健診を中止することもあります。

・健診中の明らかな異常は、外来と連携して対応

健診中に激しい腹痛や多量の出血等があったとき、また検査で通常では考えられない、命に関わるような異常値（パニック値／緊急異常値）が確認されたときは健診を中止し、そのまま外来を受診できるように手配をすることがあります。

当健診センターの場合は医療機関のなかの一部門としての健診施設ですので、院内の専門診療科の外来へと情報提供をし、受診してもらっています。健診施設によって対応が異なると思いますが、緊急受診先はそれぞれの施設で決まっていると思います。どのような場合に、どのような方法で外来や緊急受診先と情報共有をするのかというフローを日頃から確立しておき、健診施設の職員がよく理解しておくことが重要です。

ちなみにパニック値（緊急異常値）とは、生命が危ぶまれるほど危険な状態にあることを示唆する検査の異常値のことです。直ちに治療を始めれば救命し得る状態ですが、診断は臨床的な診察だけでは困難で、検査によってのみ可能と定義されています。

一般的な健診で扱う検査項目でいうと、血液検査でカリウム（K：基準値3・6～4・8mEq／L）が7・0を超えるような場合は、重い高カリウム血症で不整脈や心停止などのリスクがあるため、直ちに入院治療となります。また血糖値（Glu：基準値70～110mg／dL）が350を超える場合は外来での治療、500を超えると意識障害などの恐れがあるため、やはり入院治療が必要になります。こうしたパニック値の判断基準は健診施設、医療機関によっても異なります。

不満やクレームは、徹底して「傾聴」の姿勢で

・費用や待ち時間などが不満になりやすい

健診センターの接遇では、クレーム対応は避けて通ることはできません。当健診センターの経験でも、日常的にクレームが多いわけではなく、ほとんどの受診者は、特に問題なく

健診を受けて帰宅します。

しかし受診者は、健診施設にお金や時間を使って予防医療のサービスを受けに来るわけですから、そこでのサービス内容や費用に納得できないことがあれば、疑問や不満の声が職員に向けられることになります。

当健診センターのクレームの例として多いのは、第一に健診・検査の費用についてです。特に外来の検査との費用差を指摘されるケースが時折あります。「外来でも同じ検査をしたときはこんなにかからなかった。なぜここでは高いのか」といったものです。これは外来では治療のための検査で医療保険が適用になり、患者の自己負担は1～3割で済むからです。それに対して健診での検査は治療ではないので、原則、受診者の10割負担になります。そのため同じ検査であっても、外来と健診施設で3～10倍くらいの差になることがあります。

費用に次いで多いのが、検査の順序や待ち時間についてです。忙しいビジネスマンや、組織で高い役職についていて待たされることに慣れていない人は、検査の待ち時間が長くなるとイライラしてくることがあります。また検査の順番についても「自分が先に来たのにほかの人が先に行き、後回しにされている」と訴える人もいます。少しでも早く行けば、早く検査に回してもらえると思うのか、予約時間の1時間以上も前に受付に来るような人もいます。それはそれで順番などの混乱が生じやすくなります。

・クレームも予防が重要

こうした不満や訴えを防ぐためにまず大切なのは、そうした苦情が起きないように十分な対策をしておくことです。費用についていえば、予約受付時に費用についてよく確認し、必要ならば病院と健診施設の違い、健康保険適用の有無などについて、あらかじめ説明をしておくことです。

このほか当健診センターでは、館内にゆったりとしたBGMを流し、待ち時間もリラックスした気分で過ごせるように配慮しています。待ち時間の間にも自由に利用して楽しんでもらえるように雑誌や漫画などの無料アプリも案内しています。

・不満が収まらないときは「傾聴」で対応

苦情や不満が収まらないときは、その受診者の訴えを「よく聴く」ことも大切です。いわゆる「傾聴」の姿勢です。傾聴というのは医療接遇でも頻繁にいわれることですが、相手の言葉を遮ったり否定したりせず、丁寧に耳を傾け、共感的な姿勢を示すことです。こちらの事情や主張はいったん脇に置いておいて、とにかく相手の話を聴くことに徹します。当健診センターの経験では、相手が感情的に不満をぶつけてくるような場合でも、粘り強く傾聴をしていると、それだけでクレームが自然に解消していくことがほとんどです。不満を強く訴えていた人も、自分の話を十分に聴いてもらえたことで「理解してもらえた」「自分を尊重してもらった」という充足感が出てくるのだと思います。

なお、医療接遇としての「傾聴」の方法については、さまざまな民間企業・公的機関による講習やワークショップが行われています。そうした研修を定期的に受講し、職員の傾聴スキルを高めていくのも良い対策になります。

・一人で抱えずにチームで対応する

一人の受診者に傾聴の対応をしていると、少なくとも一人の職員の仕事の手が止まりますから、その分は周囲の職員がカバーするなどのチームの連携は必須です。

またクレームが続くときは、対応する職員を代えるのも一案です。最初の対応が男性職員なら女性職員が替わる、反対に女性職員がてこずる相手には男性職員が出ていく、というように対応する人を変えると、それだけでガラッと態度が変わって穏やかになる場合もあります。単純に受診者と職員の〝相性〟ということもありますし、女性や若い職員に高圧的な態度をとる人もいれば、男性職員には当たりが強くても、女性には優しくなる人など、いろいろな人がいます。

検査の誤り、費用のトラブル等は責任者が対応

健診施設では一日に約20人という受診者が訪れ、さまざまな検査を受けます。本来あってはならないことではありますが、なかには健診で受けるべき検査をせずに帰宅させてしまった、あるいは誤って必要のない検査をしてしまった、というトラブルが発生することもあります。私たちも健診センターを開設した当初は、このようなミスをいくつか経験したことがあります。

・施設のミスは、責任者が謝罪をする

こうした検査の漏れや誤りは健診施設側の過誤になりますから、施設責任者、当健診センターでは病院長が受診者にお詫びと説明をするようにしています。職員の説明だけでなく、責任者が対応することで施設としての誠意を示すことができますし、受診者も丁寧に対応をしてもらったという印象を抱きやすくなります。

そのうえで必要な検査が漏れてしまったときは、あらためて所定の検査を受けてもらうように依頼し、受診の日程等を調整します。反対に不要な検査をしてしまったときはしっかり謝罪をし、検査費用の自己負担なしで事務処理を行います。

病院での医療事故と異なり、健診施設の場合は一度の検査の誤りが深刻な健康被害を及ぼすという事例はほぼ考えられません。ですが受診者が謝罪に応じず、なんらかの補償を求めるようなことがあれば病院長と対応を協議します。

・再発防止策を講じる

同時にこうした検査のミスが続くことがあれば、健診施設としての信頼性が損なわれますから、十分な再発防止策を講じることも重要です。会計前の検査終了確認の徹底、健診システムと受診票を用いたダブルチェック、複数の職員による確認体制など、二重、三重に安全策を施し、検査の漏れやミスが極力発生しにくいシステムを構築していく必要があります。

【ポイント5】継続的な関係構築

「来年もここで健診を受けたい」と思われる施設になる

健診センターの接遇のポイントの5つ目として挙げたいのは「継続的な関係構築」です。一言でいえば「来年もほかではなく、この施設で健診を受けたい」と思ってもらえるような接遇をしていくことです。

それはリピーターの受診者が多くなるほど、施設の経営面でプラスになるという側面もありますが、それだけではありません。同じ健診施設でずっと健診を受けてもらったほうが受診者の利益も大きくなるからです。

一般に、健診は「どこで受けても同じようなもの」というイメージが強いかもしれません。特に法定健診である会社員の一般定期健診や、自治体の行う特定健康診査・特定保健指導は検査項目の規定もありますから、どの施設で受けても同じような内容になるのは事実です。しかし同じ検査項目でも健診施設によって、また提携している検査機関によって検査値や基準値には若干の違いがあります。

また検査値が同じでも、施設によって判定の差が生じることもあります。例えば、初めて健診を受けた施設であれば、基準値から外れる数値がある場合、健診システムによる機械的な判定によって「D2：要精密検査」という判定が出る場合があります。しかし毎年同じ施設で健診を受けている人で、過去に精密検査を受けて異常なしと分かっている人であれば、同じような基準値外の数値でも「C：要経過観察」という判定になることもあります。反対に検査値が基準値内であっても、前年に比べて数値が大きく変化しているときは、それが何かしらの異常のサインということもあります。つまり同じ施設で定期的に健診を受けて毎年健診データを蓄積していくことで、異常の早期発見や、その人に合った予防医療を提案することができます。

こうした同じ施設での継続受診のメリットを受診者にも理解してもらえるように情報提供をしていくのも必要です。

健診を受けやすい環境、「納得のいく結果」を重視

・土日受診、検査時間の短さも武器

「この施設で健診を受けたい」と思ってもらうためには、受診者にとって利用しやすい施設でなければなりません。企業で働く人にとっては平日の業務時間内に健診受診の時間を作るのは大変です。休日に健診ができないことが受診率を下げる要因の一つにもなっています。そこで私たちは毎週末の土日にも健診を受けられる体制にしています。

また「検査時間の短さ」も、当健診センターが重視しているところです。検査と待ち時間とで半日つぶれてしまうようでは受診意欲が下がるのも無理はありません。1～2時間でさっと終わる健診であれば「すぐに済むから行ってこよう」と気軽に受診してもらえます。

・健診結果報告書はすみやかに送付

情報処理のスピードや効率が求められる昨今は、「結果が早く分かる」ことも、選ばれる

健診施設になる要件の一つです。当健診センターでは、健診結果報告書を早ければ即日、遅くとも2週間以内に到着するように発送しています。

健診は「受けて終わり」ではなく、その結果を見て食事や運動習慣の見直しなど、その人に必要な健康づくりにつながらなければ意味がありません。また検査を受けた直後は、自分の健康への興味・関心が高まっているタイミングです。その興味が持続している間に健診結果を本人に届けることで、「この機会に少し生活を見直そう」あるいは「気になる数値があったから精密検査を受けておこう」など、次のアクションを起こす後押しになると考えています。

・判定や総合所見にも「思いやり」を

年に1回受ける健診の結果は、いわばその人の健康状態の「通知表」のようなものです。誰でも結果が良ければうれしいですし、結果が予想外に悪ければどんよりした気分になります。

健診は勝手に数値を変えることはできません。ですが検査値から導く判定や総合所見は、健診システムの自動入力だけに頼りすぎず、その人の過去の健診データや問診から得た情報などを考慮して「本人にとって納得のいく結果」となるように意識しています。総合所見の文言も、疾病リスクが高いにもかかわらず健康管理に無関心な人にはやや厳しい言葉を選ぶこともありますし、日頃から健康づくりに努力している人には、それを維持・継続できるように応援する言葉を添えることもあります。受診者の個別性をふまえ、思いやりのある報告書作成をすることで「来年もまた健診を受けよう」という意欲を引き出していきます。

年1回の健診でも、受診者を覚えて個別に声かけ

・顔と名前を覚える努力をする

健診施設と受診者との関係は、年1回、健診を受けるだけという浅い関係になりがちです。そこで、当健診センターでは、できるだけ受診者一人ひとりの顔や名前を覚えて対応することを心がけています。顔と名前に加え、前年の問診で出た話題や健診データ等を覚えておき「今年は数値が良くなっていて、良かったですね」といった声かけをすると、1

年前のことを覚えていてくれたと感激してくれますし、職員と受診者との心理的な距離もぐっと近くなります。

顔と名前はもちろん、その人についての情報を覚えておくことは、それだけで相手を大切にしているという強いメッセージになります。顔や名前を覚える努力をしたことで、リピーターの受診者が増えてきたことを職員一同、実感しています。

毎年利用者アンケートを実施し、サービス向上につなげる

そのほかにも受診者との「継続的な関係構築」のために、当健診センターでは毎年、利用者アンケートを実施し、健診・検診受診者の満足度を調査しています。予約から受付対応、検査の説明、言葉遣いや接遇、待ち時間の長さ、健診結果報告書の送付時期など、健診・検診の一連の対応について受診者に評価してもらい、満足度が低かった点を洗い出すとともに原因究明や改善策につなげています。

おかげさまで健診センターを開設してからの3年間で、利用者は約2倍に増加し、リピー

ターの受診者も着実に増えています。とはいえまだまだ今後も接遇や各種サービスに改善の余地はあると考えています。

第4章

人間ドックやがん検診、
ワクチン接種……

お客様とのトラブルを
解決した7つのケース

健診センターの対応困難例から学ぶ

私たちが健診センターを開設してからの3年間を顧みる限りでは、トラブルやクレーム、対応困難と呼ぶほどの大きな問題はほとんどありません。ただし健診センターでは一日に20〜30人もの受診者が訪れますから、小さいイレギュラーな対応というのは常にあります。原因は施設のシステムの問題もありますし、職員の人為的なミスもあります。また受診者の勘違いや誤解なども少なくありませんし、受診者の心身の状態によっても職員の対応の〝正解〟は変わります。

そこで私たちが大切にしてきたのは、些細と思えることでもミスやヒヤリハットをそのままにせず、できる限り共有することです。そしてミスの再発を防ぐため、そしてより正確性・効率性を上げるために詳細な業務フローや業務マニュアルを作成し、全職員で確認するようにしています。その一方で、すべてをマニュアルだけに頼るのではなく、職員一人ひとりが受診者の安全や健康のために「自分にできることは何か」を考えて、対応することも大切にしています。

　また起こりうるトラブルへの事前対策も重要です。特に重要なリスクとして、がんなどの重い疾患の見落としに関する訴訟があります。こうしたリスクについては、組織としての備えが必要です。通常の健診のほか、感染症予防のワクチン接種も健診施設の業務の一つです。受診者に感染症予防の啓発をすることも大事ですが、院内感染にも注意が必要です。健診施設は職員と受診者の身体接触も多いですし、血液などの検体は感染源ですから、感染予防対策を徹底しなければなりません。さらに大規模地震などの災害時には、受診者の安全を守らなければいけない責務があるため、災害への備えも必須です。事例の紹介のあとの補足情報として、こういった健診施設が直面する問題にも少しですが触れておきます。

ケース① 予約時のトラブル

■事例①－1 健診コースは代行機関によって名称が異なるので要注意

〈受診者〉 企業の定期健診（法定健診A）・50代男性

〈内容〉 企業の定期健診で受診を希望した男性です。男性が勤める企業の健康保険組合には複数の健診コースがありますが、受付担当者が健診コースを確認すると、受診者自身も「よく分からない」という返事でした。そこで健康保険組合のホームページで情報を確認したうえで男性の年齢で該当する健診コースを確認し、オプション追加の希望についても聞き取りをしたうえで、健診の予約を行いました。

〈解説〉 企業の定期健診では、当健診センターが直接企業と契約をして健診を行うものもあれば、当施設と企業との間に健診代行機関があり、代行機関からの依頼で健診を行うパターンもあります。その場合、代行機関によって健診コースの名称が異なっていることがあるので注意が必要です。

企業の定期健診には「法定健診A」（35歳未満および36～39歳対象）と「法定健診B」

（35歳および40歳以上対象）がありますが、代行機関によってはそれらが「生活習慣病予防健診」「法定定期健診」「労安法健診」「労安法健診（心電図、血液検査なし）」などと呼ばれている場合があります。健診コースを間違えると必要な検査を受けられない人や、逆に不必要な検査をする人が出てきてしまいます。健診施設は、取り扱いのある代行機関の健診コース名がそれぞれ誰を対象としたどの健診に対応するのか、日頃から確認しておく必要があります。

■事例①－2　健診か外来検査か、情報伝達を正確に

〈受診者〉　外来・60代男性

〈内容〉　院内の外来から、「症状がないから健診課で胃カメラを予約してください」という指示を受け、健診課職員が健診システムで予約を入れた事例がありました。結果的には、外来診察時に医師から胃カメラの予約指示があり、ほかの職員がそのことに気づいて外来での検査予約に変更したため、未然にトラブルは回避できました。

〈解説〉　これは健診専門施設ではあり得ないことだと思いますが、当健診センターのように病院の外来検査も健診も同じ検査室で扱っている医療機関では、注意が必要です。外来からの指示であれば健康保険適用により3割程度の検査料で胃カメラの検査ができますが、健診で予約をしてしまうと自己負担10割となり、1万1000円ほどの費用がかかってしまいます。また健診では症状がない人に、全体的な異常の有無を確認するのに対し、外来では、患者の症状等から疑われる疾患の精査のために検査をするので、検査も目的も異なります。このように同じ検査でも、外来か健診かによって大きな違いがあるので、指示を出す側も受ける側も間違いのない情報伝達をしなければなりません。

ケース②　予定の検査ができないとき

■事例②－1　健診当日に朝食を食べた場合、胃検査は後日へ

〈受診者〉　協会けんぽの生活習慣病予防健診・40代女性

〈内容〉　生活習慣病予防健診を予定していた受診者で、バリウム検査のために前日20時以

降の絶食を依頼していましたが、当日の受付で確認すると、うっかりしていつもの流れで早朝にパンや果物を食べてしまったとのことでした。そこで職員から「申し訳ありませんが、今日のバリウム検査はキャンセルになります」とお伝えしました。併せて「後日バリウム検査だけを受けることもできます。同月内に受診していただければ補助も利用できます。ただ、月をまたいでしまうと補助が利用できなくなってしまいます」という説明も添えました。女性は「食べちゃったんだから仕方ないですよね」と苦笑いでしたが、バリウム検査以外の検査は無事に済ませて帰宅しました。

〈解説〉　食事制限をお願いしたのに食べてしまったという例は珍しくありません。検査の正確性という意味では、きちんと条件を整えて後日の検査をお願いしたいところですが、受診者のなかには仕事や家庭で忙しい人も少なくないので、私たちはどうしても困難な検査だけを中止し、その日にできる検査は実施するようにしています。

一般的な健診で、食事や水分摂取が検査自体や検査値に大きく影響するのは胃の検査（バリウム検査や内視鏡検査）と、脂質と血糖値などの血液検査の数値です。制限を破って検査前に食事をとってしまったときは胃の検査はキャンセル（後日の再検査）します。また食事や水・お茶以外の飲料をとってしまった場合、血液検査では食品の摂取時間の注記を添えて、記録を付けます。そうすることで検査値の変動が正常の範囲内かどうか、判断する材料にします。

■事例②－2　バリウム検査を嫌がり、「それはやらない」と主張

〈受診者〉　協会けんぽの生活習慣病予防健診・50代男性

〈内容〉　生活習慣病予防健診で受診した男性です。受付で、追加検査の有無を確認すると、「去年バリウム検査を受けて苦手と感じたから、今年はそれはやらない」という要望です。職員はまずは「バリウム検査は苦手な方が多いですよね」と共感を示したあとで、協会けんぽの補助をもらうためには胃部検査は必須であること、またバリウム検査を含まないタイプの健診に切り替えることも可能だが、それだと会社負担額が増えてしまい、勤務先に迷惑がかかる可能性があることなどを丁寧に説明しました。

そのうえで、働く人のために法律で決められた検査であり、できれば毎年受けてほしいとお願いすると、「仕方ないな、バリウムもやるよ」と、渋々とではありますが理解を示し

てもらえました。

〈解説〉　労働安全衛生法では、会社は労働者に健康診断を受けさせるのが義務であり、労働者は健診を受けるのが義務と規定されています。法律で定められた法定健診は検査項目も決められており、特別な事情がない限り、拒否してはいけないとされています。ただし罰則はないため、現実には労働者に健診を受けさせていない事業者もいますし、健診を受けられる環境があるのに受けていない労働者もいます。予防医療の推進ということでいえば、健診を受けない人や検査を嫌がる人にも健康診断の意義や目的を伝え、受診を勧めていくことも健診センターの職員の仕事です。

またこの事例のように検査に協力的でない受診者は、検査中も何か気になることがあると不満や自己本位の要望を訴える傾向があります。不必要に待たせたり、受診者の負担を増やしたりすることがないように十分に配慮をして検査を行います。

■事例②－3　眼底検査で瞳孔の開きが悪く、判定不能となった例

〈受診者〉　市の特定健康診査・60代女性

〈内容〉　特定健康診査で受診した女性です。強い近視で糖尿病や高血圧もあるため、医師の指示で眼底検査（両眼撮影）の対象となっていました。

当健診センターでは散瞳薬を使用しない眼底検査を行っています。この女性は左目は正常に眼底の撮影ができましたが、右目は瞳孔がうまく開かず、判定に必要な画像を得ることができませんでした。そのため眼科の外来担当医師に確認し、検査結果を共有して眼科で再検査を受けられるように手配をしました。健診結果報告書でも「眼底所見をご持参のうえ眼科を受診し精密検査を受けてください」と再検査をお願いしました。

〈解説〉　眼底検査は受診者の協力が重要な検査です。まぶたやまつげ、涙などが邪魔をして撮影スポットをうまくとらえられないと正確な判定ができませんし、特に散瞳薬を使わない場合、限られた撮影のタイミングで瞳孔がうまく開くかどうかは個人差も大きいのが特徴です。そこで撮影がうまくいかなかった場合は、外来の医師と相談し、散瞳薬を用い

るなど眼科での精密検査をお願いしています。

特に糖尿病などの基礎疾患があり、糖尿病性網膜症をはじめとした目の病気のリスクの高い人は定期的な眼底検査が必要です。

ケース③　健診結果についての疑問や不満

■事例③－１　健診結果に「どうすればいいのか」と不安を訴える

〈受診者〉　企業の定期健診・50代男性

〈内容〉　勤務先の定期健診を受けた男性から、健診結果についての問い合わせがありました。健診結果報告書の胃内視鏡検査で「胃部検査で異常所見があります。経過観察し、自覚症状があれば医療機関を受診してください」と記載をしたところ、異常所見という言葉が気になったようで、「これってどういうことですか？」「経過観察をしていて大丈夫ですか？」と質問をしてきました。

職員は、今回の検査の異常所見というのは小さい胃ポリープであり、胃ポリープの多くは良性の腫瘍なので経過観察という判定であることを説明しました。同時に、ポリープのなかには出血して貧血の原因になり得たり、ごく一部にがん化したりするものがあることを伝え、自覚症状があるときや心配なときは、消化器内科を受診してほしいと伝えました。男性は「それなら念のために一度、精密検査を受けたい」という要望だったため、外来で精密検査を受けられるように予約の手配を行いました。また男性の勤務先の定期健診では、異常所見があった人の精密検査は健診扱いで自己負担なし（会社負担）で受けられることも併せて伝えました。

〈解説〉　健診結果報告書を送付する際には、分かりやすい文章での作成を行っていますが、なかには「結果の見方が分からない」とか、この男性のように結果に不安を覚えて精密検査（二次健診）を希望する人もいます。当健診センターの場合、院内の外来で対応できることは外来を受診してもらうように依頼します。院内で対応できないことは提携の医療機関を紹介します。

二次健診の費用は加入している健康保険や勤務している会社によって異なります。男性の事例のように企業によっては二次健診の費用までを会社が負担してくれる場合がありま す。また「二次健康診断等給付」制度の対象者に該当する人の場合、健康診断から3カ月以内に都道府県労働局長が指定する病院・診療所を受診すると、指定の検査や特定保健指導を無料で受けることができます。このほか健診結果を持参して、近隣のかかりつけ医などで精密検査を受けることもできますが、その場合は健康保険が適用（自己負担は１～３割など）になります。

■事例③－２　「健診結果に納得がいかない」と主張するシニア

〈受診者〉　協会けんぽの生活習慣病予防健診・60代男性

生活習慣病予防健診を受けた男性のもとに健診結果報告書を発送したあと、数日して電話がかかってきました。話を聞くと「自分は食事管理も運動もすごく頑張って健康維持に努めている。血圧や血糖値などはすべて問題ないのに、年とともに衰える視力検査や聴力検査のせいで、健診結果の総合判定がC（要経過観察）になってしまうのは納得がいかない」という訴えです。

このとき職員は、「健康管理に努力されていて、すばらしいですね」などと男性の思いに寄り添いながら、傾聴の姿勢を保つように意識しました。そして検査結果の数値を入力すると、健診システムによってある程度自動的に判定が出てしまうことを説明しました。さらに健診結果の判定については、経年の健診データや医師の判定によっても調整が可能であること、結果判定のあり方について院内でもさらに検討することを伝え、20分ほど話し合いを続けたあと、ようやく納得していただきました。

〈解説〉　この男性は、当健診センターが開設した当初に受診した人です。「どうしてこういう判定なのか」「ほかの健診施設では、もっと判定が良かった」など、健診結果の判定についての意見は一定数あります。その場合は判定の根拠となった検査値等について解説することもありますが、この男性の話を聞いてあらためて、健診結果の判定にショックを受ける人や必要以上に悲観的になってしまう人がいることを実感しました。

私たちはこうした受診者の声を受け止め、判定結果には前年までの検査データや生活習慣改善の取り組みなど、よりその人の実情に応じた所見を添えられるように努力しています。もちろん異常所見で早期の治療が必要なときに、あいまいなメッセージにならないように注意しなければなりませんが、本人は努力しているのに異常値が続いてしまうようなとき、機械的に異常を指摘し続けるだけでは、逆に健康管理の意欲を削いでしまう可能性があります。そこで、私たちは受診者が結果を見て「これからも健康維持・健康増進のために頑張ろう」と思えるような判定・所見を目指しています。

〈補足〉

・健診結果のデータ入力ミス

私たちの施設では経験がありませんが、健診結果についてのトラブルでは、健診結果のデータ入力ミスがあります。協会けんぽ（全国健康保険協会）では、こうした健診データの入力ミスに関する事例を公表しています。

例えば、2022年の同協会福島支部で拡張期血圧が「79（正常値）」のところ、「89（異常値）」と誤入力した例があります。これは福島支部の実地調査で健診結果データと健診機関の受診録の数値に違いがあることで発覚しました。原因としては当時、新型コロナウイルスの感染拡大で職員が手薄になり、入力結果のダブルチェックを行うことができず、職員が一人で入力を行ったことが指摘されています。再発防止策として緊急時においても複数人によるダブルチェックを行うこと、職員がそれぞれの作業を監視し合える体制づくり、関係部署への注意喚起、業務マニュアルの見直しなどが挙げられています。

ケース④　検査中の異常に気づいた事例

■事例④　胃の炎症、貧血の進行などから胃がんを疑い、検査を実施

〈受診者〉企業の定期健診・60代男性

〈内容〉以前より、企業の定期健診で受診していた男性です。当初から健診の問診で胃痛や胃部不快感を訴えていましたが、受診コースは胃部検査がないものでした。職員から男性に「一度、胃カメラで精密に診てもらったらどうか」といつも提案しており、外来受診時にも医師から胃カメラを勧められていました。しかし仕事の忙しさや胃カメラに対する抵抗感からか、男性は「まだやらなくていい」という返事で、先延ばしにしていました。その翌年の定期健診の血液検査で貧血が進んでいることが判明。職員は「胃がんからの出血」を疑って、受診者にそのことを伝え、そのまま胃カメラの検査の予約をしてもらいました。

胃カメラで検査をしたところ、想像したとおりに進行性の胃がん病変を発見しました。手術の予定を立て、後日無事手術成功となり職場復帰されました。男性は「胃がんを見つ

けてもらってありがとうございます。おかげで命拾いをしました」とたいへん喜んでいました。

〈解説〉がんのような深刻な病気を早期発見することは、健診事業に携わる者のやりがいの一つです。この男性の場合も、胃の症状や貧血をそれぞれ単体でみている限りでは、がんのような大きな病気に結び付きにくいですが、前年までの健診データや問診情報があったことで胃がんを疑い、すみやかな胃カメラ検査につなげることができました。定期的な健診を続けるなかで職員と受診者の間に信頼関係があったことも、プラスに働いたと感じています。

また通常、健診結果からがんが疑われるときは専門の診療科で検査を受けることになりますから、健診施設職員はその後の経過を知ることができないケースが多いです。当院の場合は医療機関のなかの健診施設ですので、異常を発見した受診者が治療を開始したあとも、必要に応じて外来と健診センターとで情報交換ができます。受診者からの「健診・検査で異常が早く分かってよかった」といった感謝の言葉は、健診施設職員の大きなモチベーションになります。

〈補足〉

・がん検診と見落としの問題

がんの早期発見とは反対に、がん検診でのがんの見落としが、時に訴訟に発展することがあります。2021年に広島大学保健管理センター日山 亨准教授が、人間ドック・健診のがんの見落としについてレポートを発表されています。それによると1989年1月から2019年6月までの約30年間で、人間ドックや健診（検診）が関係した医療裁判は全国で24例です。検査別では胸部X線が最も多く（12例）、次いで血液検査と胃X線（各3例）が上がっています。原因別では「がんの見落とし」が16例、「偶発症」が5例ということです（「人間ドック」vol.35,685-691, 2021）。

日山准教授は裁判の経過を精査し、X線検査の読影医は2時間に700枚を超える読影をしており、その業務量のなかで異常かどうか、医師によって判断が分かれるような症例では見落としが罪に問われることは少ないことを指摘し、健診施設の担当医は「やるべきことをやっていれば民事（損害賠償）責任を負うことは基本的にないと言ってよいだろう。(医師は）自分の技量に自信を持って日々の業務に当たってほしい」とエールを送っています。

これは「やるべきこと」がおろそかであれば、健診施設や担当医が責任を負うこともあるという意味でもありますから、組織としての十全の体制・業務フローづくりも重要です。

ケース⑤ 保健指導が届きにくい事例

■事例⑤ 保健指導の意欲がない人は、褒められる点を探して褒める

〈受診者〉 生活習慣病予防健診・特定保健指導・50代男性

〈内容〉 特定健康診査で、メタボリックシンドロームに該当した男性に対する保健指導です。肥満や高血圧、喫煙習慣もある人ですが、初回の面談で禁煙には抵抗感が強い様子であったことから、まずは食生活の改善についてアドバイスを行いました。ラーメンなどの塩分の多い食品や揚げ物などの高脂肪の食品は食べる回数を減らす、麺類は汁を飲み干さずに残す、歩数計をつけて休日や食後などに目標を決めて歩く、といった指導をしました。

初回面談から2週間後、第2回の指導で電話をすると、あまり提案を実行できていないのか、体重などの数値にも一切変化がない状態でした。そこで「体重に変化がなくても、夕食後に一度でもジョギングをできたなら、それはすごいことです」と行動の変化に着目

して褒め、さらに意欲を引き出せるように励ます対応を3カ月続けました。

〈解説〉健診後の保健指導は、健診施設の役割の一つです。看護師、保健師、栄養士といった専門職であれば、食生活や運動習慣の改善の提案をすることはできますが、それを受診者に実行してもらう段階で苦労することが少なくありません。年をとればとるほど長年の習慣を変えるのは難しいですし、生活習慣改善の意欲がない人のなかには、3～6カ月の指導期間の途中で連絡が途絶えてしまう人もいます。

そこで指導のポイントになるのが、やる気を引き出すアプローチです。私たちは受診者の「できていない点、悪いところ」を指摘し改善を求めるより、「できている点、よいところ」に着目して褒めています。体重や血圧、腹囲などの数値の改善があれば当然褒めますし、数値が変わらなくても事例のように行動の変容が少しでも見られたときは、それを褒めます。こうした支援で意欲を持って生活習慣改善に取り組んだ人では、3カ月で体重が5～6kg減った、腹囲がマイナス5cmになったなどの成果を報告してくれる例も多くありますし、翌年の定期健診で検査値が良くなって喜び合うこともあります。なかなか指導の結果が出にくい人も根気よく、粘り強く支援を続けていくことが重要です。

ケース⑥ メンタル不調が疑われる受診者への対応

■事例⑥ うつ症状が疑われる場合、別室で話を聴くなどして支援

〈受診者〉 協会けんぽの生活習慣病予防健診・40代女性

〈内容〉 毎年、生活習慣病予防健診で受診していた女性です。当初は健康状態にも問題はなく、明るい笑顔が見られていた女性でしたが、ある年はまったく様子が違っています。ノーメイクで顔色が悪いうえに表情も乏しく、髪も少し乱れています。職員の問いかけにも一度では聞き取れないような小さい声で返事をし、移動時も体を引きずるようにして動いていきます。職員はうつ病をはじめとしたメンタル不調を疑い、「少しお話をうかがいたいので、こちらへどうぞ」と声かけをして、別室に誘導しました。

別室で職員が「とてもお疲れのご様子ですが、大丈夫ですか? 普段食事や睡眠はとれていますか」と話しかけると、女性は少し迷いながらも「実は勤務先でパワハラを受けていて、相談したくてもどこに相談していいか分からない」と打ち明けてくれました。しばらく女性の話を傾聴し、落ち着いてきたところで女性の心情に共感しつつ、一度、精神科

を受診するように促しました。

〈解説〉　この女性のようなメンタル不調が疑われる受診者の事例は、年に1～2件ありま す。予定していた健診・検査だけでなく、心身の健康について介入が必要そうな人がいれ ば、私たちは積極的に支援をするようにしています。

当健診センターの場合、リピーター受診者が多いため「去年と様子が明らかに違う」と いう受診者の変化に気づきやすいこともあります。また見た目だけでなく受診者と雑談を するなかで「あれ、いつもと違うな」と異変に気づくケースもあります。こうした健診・ 検査以外のことも含めた支援をしていくことで職員の対応力・接遇力が磨かれますし、受 診者にとっては継続的に診てもらえる安心感となり、さらにリピーターを増やす――とい う好循環を作っているように思います。

〈補足〉

・ストレスチェックについて

ストレス社会の現代では、身体的な健康とともにメンタル面の健康も重要になっていま す。職場での過重な業務やハラスメント、人間関係の軋轢《あつれき》などから、うつ病などのメンタ ル不調を発症し、休職・退職・過労死に追い込まれる人があとを絶たないため、2014

年に労働安全衛生法が改正され、２０１５年12月から事業者は労働者にストレスチェックを行うことが義務化されています（労働者が50人以上の職場が対象）。ストレスチェックによってストレスが高いと判断された従業員は、産業医の面接により適切な指導を受けることができます。また事業所が従業員のストレス状況を把握することで、業務内容や職場環境の改善等につなげることもこの制度の目的の一つです。

当健診センターの場合、現時点では設備や人員の都合でストレスチェック制度の受診者への対応はしていませんが、職員へのストレスチェックは実施しています。その結果から個別面談を実施したり、問題の芽に早期に対応することができるようになりました。また健診施設や健診代行機関によっては、健診と併せてストレスチェックを実施しているところもあります。予防医療の一環として、メンタル不調の予防は今後も注目が高まっていくものと思われます。

ケース⑦ ワクチン接種、その他のトラブル

■事例⑦－1 ワクチン接種後の経過観察で、迷走神経反射により失神

〈受診者〉 新型コロナウイルスのワクチン接種・10代女性

〈内容〉 新型コロナウイルスのワクチン初回接種のため、一人で来院し接種後、経過観察をしている間に気分が悪くなって立ち上がろうとした際、迷走神経反射により失神しました。車椅子へ移乗し、休憩室に運んで20分ほど休ませたあと、体調と頭部の打撲に問題がないことを確認したところで念のため家族の迎えを依頼し、一緒に帰宅してもらいました。

〈解説〉 新型コロナウイルスのワクチンに限りませんが、ワクチン接種による迷走神経反射は若い世代に時折みられます。接種後の経過観察で気分が悪くなったときは立ち上がらず、挙手で知らせてもらうようにあらためて周知し、この女性は2回目以降のワクチンは横になった姿勢で接種することで、事故予防を徹底しました。

■事例⑦－2　マスク着用について同意が得られず、健診を断念

〈受診者〉　企業の定期健診・60代男性

〈内容〉　2023年5月に新型コロナウイルス感染症が5類に移行したあとも、当院では感染予防のために院内では来院者全員にマスク着用を依頼しています。企業の定期健診で受診した男性がマスクを着けておらず、丁寧にマスク着用をお願いしたところ「自分はワクチンを5回打っているし、マスクは息苦しいから着けたくない」と拒否。別の職員が対応を代わり、受付から少し離れた場所でさらにお願いをしましたが、男性は一貫してマスクを拒否します。そこで院長にも確認したうえで「ほかの受診者様、職員の健康を守るためにも全員にマスク着用をお願いしています。マスクを着けていただけないのであれば、本日の健診は受診いただけません」ときっぱり伝えました。

〈解説〉　感染症予防は、医療機関や健診施設が徹底しなければいけない安全対策の基本です。マスク着用についてはさまざまな考え方があると思いますが、当院では感染リスクを可能な限り低減するため、マスク着用が有用と考えています。これを正当な理由なく拒否

する人には、受診を断らなければいけない場合もあります。

医師には「患者から診察治療の求めがあったとき、正当な理由がなければ、これを拒んではならない」という応召義務があります。ただし厚生労働省の「応召義務をはじめとした診察治療の求めに対する適切な対応の在り方等について」(2019年12月25日)で、応召義務を問われない場合の要件について、次の3点を挙げています。

①緊急対応が必要であるか否か(病状の深刻度)、②診療を求められたのが診察時間内か否か、そして③患者との信頼関係、です。患者の側に問題行動がある場合、医師だけが応召義務を負うのは相当性を欠くため、応召義務を負わなくてもよいとされています。

この事例のように利用者と職員の安全・健康を守るための規定に従ってもらえない場合、健診施設は断固とした対応をとる必要があります。

〈補足〉

・感染症対策/災害時対策

感染症や自然災害などのリスクから、受診者と職員の安全を守ることも私たちの責務です。私たちは健診センターとしての「感染症対策マニュアル」「災害対策マニュアル」を作成し、定期的に職員間で確認しています。簡略なものですが、基本事項は押さえていると思いますので参考までに掲載しておきます。

■健診課感染症対策マニュアル（2021・3・17作成）

（1）体調管理

①出勤時検温を行い、管理シートへ記入し医師の確認をもらう

②夜間から起床時にかけ体調不良がある場合は情報共有アプリにて健診課グループへ連絡し欠勤もしくは指示を仰ぐ

③出勤後体調不良がある場合は即座に申し出、医師の診察を受ける

（2）環境清掃

①朝：環境整備ワイパーにてドアノブ、椅子、採血台、事務デスク、ＰＣの清掃を行う

②業務中に汚染された箇所があれば都度環境清掃を行う（血液・排泄物で汚染された箇所についてはアルコールを使用するとタンパクを固着させてしまうため環境整備ワイパーを使用）

（3）廃棄物

①血液が付着したもの、唾液・排泄物に汚染されたもの、その可能性のあるものは医療

廃棄物のゴミ箱（オレンジのハザードマーク）へ廃棄する

②鋭利なもの（翼状針・サーフロー針）は針捨てＢＯＸ（黄色のハザードマーク）へ廃棄する

③上記以外の一般ゴミは通常のゴミ箱へ廃棄する

（4）受診者対応

①便潜血容器を預かる際は手袋を着用し検体確認を行う

②確認後は手指消毒を行う

③採血等受診者に触れる前・触れた後はアルコールで手指消毒を行う

④聴力・視力測定後、受診者が触れた機器はアルコールで消毒を行う

（5）手指消毒

①検体に触れた後、受診者に触れる前・触れた後、ＰＣに触れる前・触れた後、その他手指が汚染された可能性がある場合は積極的に手指消毒を行う

②目に見える汚染がある場合は、アルコール使用によりタンパクを固着させてしまうため石鹸使用、流水での手洗いを行う

■健診課災害対策マニュアル（2022・10・17作成）

◆健診課内のシステム状況確認

①使用システム

・電子カルテシステム（MegaOakSR）・医事会計システム（MegaOakIBARS）
・健診システム（iD-Heart）・PACS（NOBORI）
・心電図システム（Prime Linc）・Canon複合機

②電源

・院内システム使用各端末6台（通常電源）
・一般端末1台（通常電源）
・健診システムサーバー1台（APCバッテリー使用）バッテリー稼働可能時間30分程度
・非常用コンセント2口使用可能　非常用コンセント使用可能時間30分程度

◆災害時の受診者対応

・一時的な停電であれば、受診者の所在を確認し安心できるよう声かけを行う。
・大規模な地震や受診者への影響を及ぼすような自然災害、事故の際は受診者の所在を

確認し安全な場所への避難を誘導する。（基本的には屋外への誘導）
・当日の受診者一覧から避難者を確認し人数把握を行う。
・安全が確保され次第、健診が続行可能であれば病院判断の指示を仰ぎ、各部署確認のもと、案内を再開する。ただし健診続行困難な場合は病院判断に従い行動する。基本的には会計は後日を依頼し帰宅を促す。不足の検査がある場合は追って連絡する旨を伝え、後日の対応とする。
・スタッフの安全も考え、家族等への連絡を促し病院判断に応じて行動する。

◆**停電時のシステム対応**

・前日に当日受診者分の資料はすべて印刷済のため、結果はすべて資料に書き込む。
・結果入力は停電復旧後に処理。
・保険証のコピーは行わない。
・翌日の準備は基本停電復旧後に行う。
ただし停電が長時間に及ぶ場合は非常用コンセントを使用し、院内システム端末1台で準備を行う。（使用可能時間内での対応となるためすみやかに行う）
・非常用コンセントが間に合わない場合は各部署と相談のうえ翌朝に対応する。

・翌日も復旧のめどが立たないような自然災害や有事の際には、受診者への連絡が必要となる。その際は予約時に記録した紙媒体から連絡先をリストアップし、早急に受診日延期の依頼について連絡する。

健診施設は、各施設の環境や業務体制に応じて感染予防や災害時マニュアルを整備し、全職員で共有しておき、非常時にもすみやかに行動できるようにしておくことが重要になります。

健康診断の種類

健康診断の種類には、大きく分けて法律によって実施することが定められた「法定健診」と、個人が希望して受ける「任意健診」があります。厚生労働省の「e - ヘルスネット」では「健診」というワードを次のように解説していて、分かりやすいので引用します。

「健診／健康診断あるいは健康診査の略語で全身の健康状態を検査する目的で行われる。

体の健康状態をある尺度で総合的に確認するプログラムのことを健康診断（健康診査）略して健診と呼びます。労働安全衛生法などの法律によって実施が義務付けられた『法定健診』（定期検診とも呼ばれる）と個人が任意判断で受ける『任意健診』に分けられます。『法定健診』は乳児・妊婦・市民・従業員などによって内容が定められています。検査項目は問診（既往歴および業務歴の調査や自・他覚症状の有無の確認）、身体測定、視力・聴力検査、血圧測定、便及び尿検査、胸部エックス線検査など10数項目からなります。また生活習慣病の予防のために40歳以上には『特定健康診査』（メタボ健診）として、血液検査、肝機能検査、血中脂質検査、空腹時血糖、心電図検査などが加わります。

『任意健診』には、人間ドックなどがありますが、法定健診よりも多い40～100項目程度のより高度な検査を行うことが多いです。全身を徹底的に検査することが可能ですが費用が自己負担となり高額になるため、健康保険などからの補助や法定健診と併せて実施することで費用の軽減を図る施策などが行われる場合もあります。

検診は特定の疾患を検査するために体のある部位を検査することですので、健診とは異なります。」

少し補足をすると、労働者を対象に職場で行われるものが一般健康診断や「法定健診」

です。そのほかに40～74歳の国民を対象とした特定健康診査もあります。総合的に健康状態を調べる人間ドックは全額自費の「任意健診」のこともありますし、法定健診に代わるものとして職場や自治体が簡易な人間ドックの費用助成をしている場合もあります。がん検診は、臓器別にがんのリスクの有無を調べるものですから健診ではなく「検診」の字を用います。対象者はがん検診も任意で受けることができますし、ほかにも自治体などの法定健診の一環のなかで実施することもあります。

それでは次に、地域の医療機関・健診施設で受け入れることが多い、おもな健康診断として①労働者を対象とした一般健康診断、②生活習慣病を予防する「特定健康診査・特定保健指導」、③臓器別のがんのリスクを調べる「がん検診」、④希望者が受診する「人間ドック」の、４つの健診・検診の対象や内容などを解説します。

●おもな健康診断①

働いている人が受ける職場の「一般健康診断」

◆特徴

企業や団体などで働いている人が受ける健康診断が「一般健康診断」です。これは労働者の一般的な健康障害の早期発見、業務に起因する健康障害の早期発見、業務を遂行するうえでの必要な措置（作業内容の変更や勤務管理など）を行うことを目的としています。

一般健康診断は、労働安全衛生法により「事業者は労働者に対し、厚生労働省令で定めるところにより、医師による健康診断を行わなければならない」と定められています。事業者（企業や団体）には従業員の健康診断を行うことが義務付けられており、従業員は健康診断を受けることが義務となっています。健診費用は加入する健康保険組合や健診施設等によって異なりますが原則、事業者（企業や団体）が負担することになっています。一般健康診断には、次の5つがあります。

（1）雇い入れ時の健康診断（常時雇用する労働者を雇い入れるときに実施）

（2）定期健康診断（常時使用する労働者に1年以内ごとに1回実施）
（3）特定業務従事者の健康診断（深夜業に従事する者など、特定業務に従事する労働者に配置換え時と配置後6カ月以内ごとに実施）
（4）海外派遣労働者の健康診断（労働者を6カ月以上海外に派遣する際、また6カ月以上海外で勤務した者が帰国する際に実施）
（5）給食従業員の検便（給食従業員を雇い入れる際、また当該業務への配置換えの際に実施）

◆その他

詳しい検査項目は、各健康保険組合や年齢等によっても異なります。例えば、全国健康保険協会（協会けんぽ）では、40歳・45歳・50歳・55歳・60歳・65歳・70歳といった節目の年齢の人を対象に、定期健診に腹部超音波検査・眼底検査・肺機能検査・詳細な血液検査などを追加する付加健診を行っています。さらに乳がん検診や子宮頸がん検診も、偶数年齢の女性を対象に実施しています。

健診の結果は後日、勤務先や健診施設から受診者に届けられます。結果に応じて保健指導や精密検査、医療機関の受診をするように推奨・提案が行われます。

●おもな健康診断②

生活習慣病やメタボを予防する「特定健康診査・特定保健指導」

◆特徴

2008年より、40〜74歳の健康保険加入者を対象に、毎年1回行われるようになったのが「特定健康診査・特定保健指導」（通称「メタボ健診」）です。これはメタボリックシンドロームをはじめとした生活習慣病のリスクを早期に発見し、専門職による「特定保健指導」を行い、食生活や運動習慣、体重過多、喫煙習慣などを見直すことで、生活習慣病の予防・改善につなげようとするものです。

対象の年齢で企業・団体に勤める人は、職場の定期健康診断で法定健診、生活習慣病予防健診・特定保健指導を受けられます。また自営業や退職後の人で、市町村の国民健康保

メタボリックシンドロームの診断基準

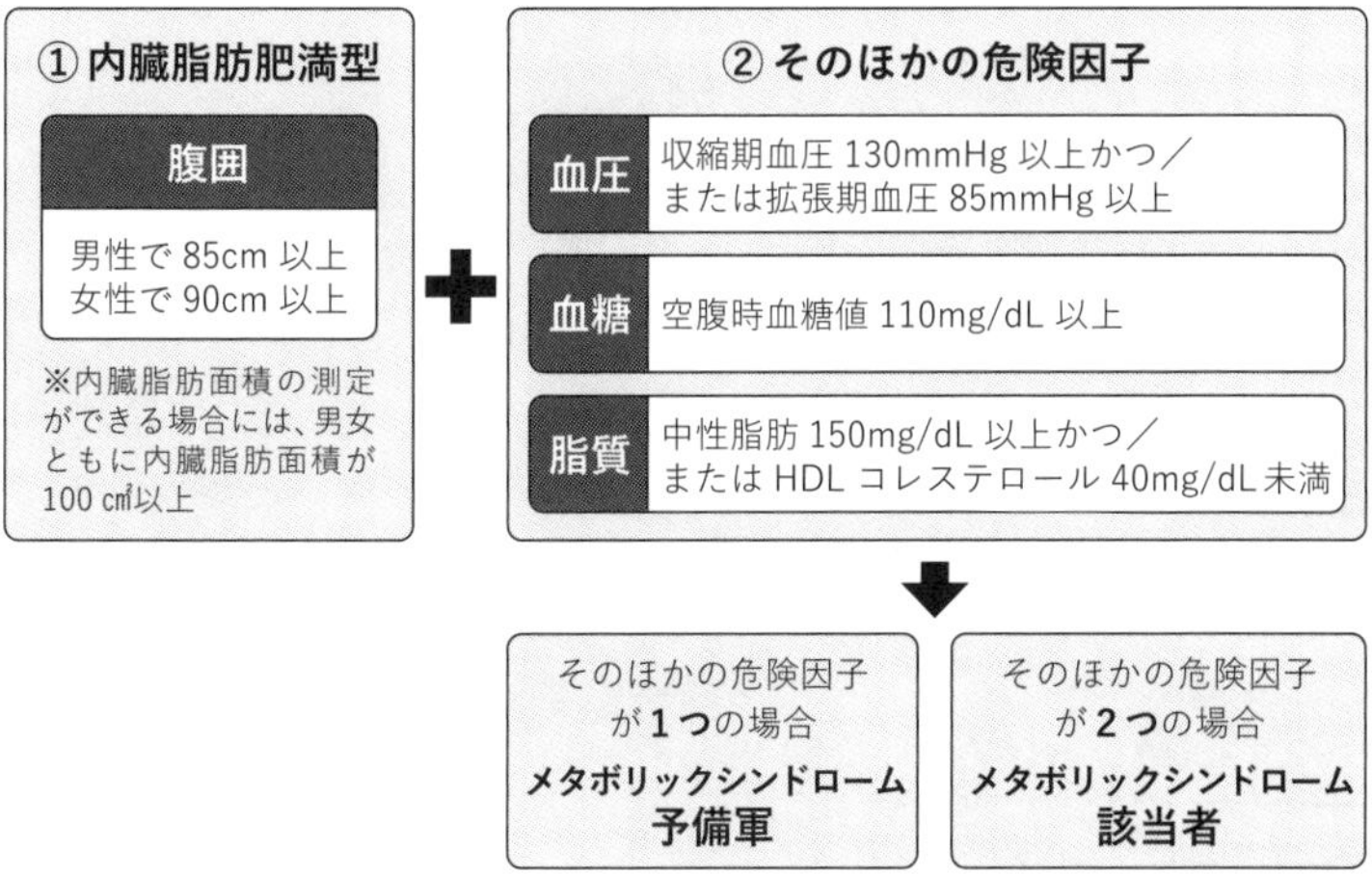

険に加入している人は、市町村から特定健診の案内や受診券などが届きますから、それを確認して特定健診を受診することになります。国民健康保険の場合、市町村によって費用は異なりますが、所得等に応じて無料～数千円程度に設定されていることが多いようです。

なお、75歳以上の後期高齢者医療保険の加入者に対しては、特定健診と同じような内容の「後期高齢者健診」が行われます。

◆その他

特定健診の結果、メタボリックシンドロームに該当する人、またはそのほかの生活習慣病のリスクが高いと判定された人は

「特定保健指導」を受けることができます。

特定保健指導とは医師や看護師、保健師、管理栄養士などの専門職により、受診者一人ひとりの生活環境やライフスタイルに合わせて、生活習慣の見直しのアドバイスを行うものです。

●おもな健康診断③

臓器別の5つのがんが対象「がん検診」

◆特徴

日本人の死因の第1位を占めるがんを早期に発見し、早期に治療することで、がんによる死亡を減らそうという目的で行われているのが「がん検診」です。

がん検診には、検査による被曝や偽陰性、偽陽性、過剰診断といったデメリットもあります。検診のメリットがデメリットを上回り、検診によって集団の死亡率を下げることができる科学的根拠があるとして国が推奨しているのが、肺がん、胃がん、大腸がん、子宮頸がん、乳がんの5つのがん検診です。国は、受診率を60％以上とすることを目標にがん検診を推進しています。

国が推奨するがん検診は、健康増進法に基づく市町村事業として各市町村が行っています。職場によっては、職場の定期健診と併せて受診できるケースもあります。市町村のがん検診の費用は、各自治体により、また年齢・所得等によって異なりますが、無料～数千円程度という場合が多いです。

このほかに、任意で個別の医療機関・健診施設でおののがん検診を受けることもできますし、人間ドックでは初めから複数のがん検診内容が盛り込んであります。任意のがん検診の費用は全額自己負担となります（がん検診の種類により各5000～3万円など）。

◆がん検診の対象と頻度、検査内容

市町村のがん検診で推奨されている対象者、受診間隔、検査内容などは次のようになります（つくば市の場合）。

・胃がん検診

（対象者）50歳以上 （受診間隔）2年に1回

（検査項目）問診、胃部X線検査または胃内視鏡検査のいずれか

・肺がん検診

（対象者）40歳以上　（受診間隔）1年に1回

（検査項目）問診、胸部X線検査

・大腸がん検診

（対象者）40歳以上　（受診間隔）1年に1回

（検査項目）問診および便潜血検査

・子宮頸がん検診

（対象者）20歳代　（受診間隔）2年に1回

（検査項目）問診、視診、子宮頸部の細胞診および内診（このほか30歳以上では、5年に1回、問診、視診およびHPV検査単独法）

・乳がん検診

（対象者）40歳以上　（受診間隔）2年に1回

（検査項目）問診および乳房X線検査（マンモグラフィ）

◆その他

がん検診の結果は「がんの疑いあり／なし」という判定になります。がんの疑いがない場合、定められた受診間隔で定期的に検診を続けること、検診以外の時期でも気になる症状があるときは受診をするように等のアドバイスをします。一方、がんの疑いがある場合、すみやかに精密検査を受けるように促します。検診で「がんの疑いあり」でも、実際にはがんではない例も少なくありませんが、万一に備え、受診者が早期に精密検査を受けられるように施設内の担当診療科や関連施設との連携を行います。

●おもな健康診断④
希望者が原則、自費で受診する「人間ドック」

◆特徴

人間ドックは、受診者が検査内容を選んで受けることができる、任意の健康診断です。職場の定期健診や市町村の特定健診といった法定健診に比べ、幅広く詳細な検査を行うことで、法定健診だけでは見つけにくい病気の早期発見や予防に大きく貢献してくれます。健康保険が使えないため費用は全額自己負担ですが、市町村や健康保険組合、契約している保険会社等によっては人間ドック費用の補助・助成が受けられる場合があります。

また多くの人間ドック施設では、豊富なオプションコースがあります。オプション検査には「全員に必要ではないものの、特定の性別や年代では行うことが望ましい検査」が用意されています。細かい病気のリスクや気になる症状のある身体部位、臓器等について精密な検査を行うことができます。がんにしても、国が定める5つのがん以外の検査を行える施設もあります。ちなみに当健診センターの人間ドックでは、次のような病気のリスク判定を行うことができます。

・生活習慣病：メタボリックシンドローム、糖尿病、痛風、動脈硬化、脂肪肝
・内臓の疾患：心臓病、呼吸器疾患、胆嚢の病気、脾臓の病気、肝臓病（ウイルス性肝炎など）、腎臓の病気、膵臓の病気、泌尿器（膀胱や尿道）の病気
・がん：大腸がん、泌尿器のがん、食道、胃、十二指腸のがん、乳がん、子宮がん、肺がん、胆嚢がん、膵臓がん、肝臓がん　など
・その他：梅毒、難聴、眼科疾患　など

◆基本的な検査項目

人間ドックの検査項目は、健診施設・医療機関によって異なります。参考までに当院の人間ドックの検査項目を挙げておきます（人間ドックの各コースにより、検査内容は変わります）。

・基本健診（問診、身長・体重、標準体重・BMI、腹囲測定、視力測定、血圧測定）
・尿定性（比重、pH、糖、尿蛋白、尿潜血、ウロビリノーゲン、ビリルビン、ケトン体）
・尿沈渣（赤血球、扁平上皮、尿細管上皮、円柱、細菌・その他）
・心電図検査（安静時）
・胸部X線検査、胃部X線検査、大腸X線検査
・腹部超音波検査、心臓超音波検査
・肺機能検査
・眼底検査（両眼）
・便潜血検査（2日法）
・脂質（総コレステロール、HDLコレステロール、LDLコレステロール、中性脂肪、

ｎｏｎＨＤＬコレステロール）
・肝機能（総蛋白、アルブミン、Ａ／Ｇ比、総ビリルビン、ＡＳＴ［ＧＯＴ］、ＡＬＴ［ＧＰＴ］、ＡＬＰ、ＬＤＨ、γ－ＧＴＰ）
・腎機能（尿素窒素、クレアチニン、尿酸、ｅＧＦＲ）
・膵機能（血清アミラーゼ）
・血液一般（白血球、赤血球、ヘモグロビン、ヘマトクリット、血小板、ＭＣＶ、血清鉄、血液像）
・血清学的検査（梅毒、ＨＢｓ抗原、ＨＣＶ抗体、ＡＳＬＯ、ＣＲＰ）
・電解質（ナトリウム、カリウム、クロール、カルシウム）
・血液型（ＡＢＯ、Ｒｈ因子）
・血液検査（血糖／空腹時血糖、ＨｂＡ１ｃ、糖負荷）
・その他検査（胃内視鏡検査〈静注法も選択可〉もしくは胃バリウム検査、頸部超音波、甲状腺超音波、下肢超音波、頭部ＣＴ、胸部ＣＴ、腹部ＣＴ、ＰＳＡ、ＢＮＰ　など）

◆その他

人間ドックの検査結果は、２週間以内に受診者に通知されます。健診施設によっては、検査当日に医師による検査結果の解説や、看護師、保健師等による保健指導が行われることもあります。人間ドックの結果、精密検査や受診が必要なときには担当の診療科、または関連施設との連携により、早期に検査・受診ができるように手配を行います。

基本の健診業務
～予約から、検査後の保健指導まで～

健診業務というと、決められた検査を行うだけのルーティンな仕事というイメージがあるかもしれませんが、決してそうではありません。

一口に健診といっても多くの種類があります。地域や健診施設にもよると思いますが、人口の多い都市部の施設であれば一日に少なくとも50人、多いときには100人程度といった数の受診者が訪れます。これだけの人に一定の時間内で過不足なく、正確に検査を行っていくには、事前の準備、保険制度や検査についての十分な知識、各検査の混雑度合いをみて案内をする等の臨機応変な対応力が必要になります。さらに受診者の情報や検査結果を所定の健診システムに入力し、健診結果の報告書を作成する、関係の健康保険組合などに健診データを提供する等、事務作業も多いですし、健診後に必要な人に対して保健指導や受診の勧奨を行うのも、健診業務の一環です。

こうした健診業務の基本を知ってもらうために、受診者の多い「特定健康診査・特定保健指導」を一例として、①予約・事前準備、②当日受付、各種検査の実施、③健診結果の報告書作成、④検査後の保健指導・フォローアップ、という4段階で各業務の内容を紹介します。

●健診業務① 予約、事前準備

予約時には、健診の種類や検査の内容、費用を確認

健診業務は、受診者の予約対応からスタートします。健診の予約は健診施設のホームページでのネット予約のほか、電話でも受け付けます。電話の場合、受診希望の日時、受診予

定人数等を聞き、受診者情報として氏名・生年月日・住所・電話番号・保険証情報を確認します。特定健診の場合、毎年4月中旬に受診対象者へ受診券が送付されるため、窓口負担額が記載されているかどうかの確認（退職者や扶養者では金額が異なる）も行います。さらに追加の検査の希望があるかどうか、検査を追加した場合の費用等についても説明を行います。次いで検査の準備として必要なもの、受診日に持参するものなどを伝えます。特定健診であれば、健康保険証、市町村から届いた特定健診の受診券、採尿容器、便潜血検査の容器などです。また服用している薬の使用（糖尿病薬以外は内服してきてもらう）、食事や水分の摂取制限など、検査当日の注意についても伝えます。

※ネット予約の場合は入力されている内容を確認し、不足や疑問があるときには記載された連絡先に連絡をして確認します。一連の予約受付が完了したら、健診システム等への入力を行い、事前資料を郵送します。

そして受診前日には翌日の受診予定者の一覧を各検査担当部署に渡す、採血容器やシール等の検査に使用する資材の準備をするなど、検査をスムーズに行うための段取りを整えておきます。

●健診業務②　当日受付、各種検査の実施

安全・確実・スムーズに、所定の検査を行う

健診の当日は、次のような流れで各種の検査を行います。当院の場合は健診センター内で行う検査と、病院のなかの放射線科・検査科・内視鏡室で行う検査とがあるため、安全・確実かつスムーズに健診を終えられるようにスタッフが一丸となって進めています。

①受付（健診センター）

受診者が来院したら受付で保険証を確認します。採尿容器・便潜血容器など、提出してもらうものがある場合は受付で氏名・日付・状態を確認します。すべての検査時に番号で受診者を呼ぶため、受診者番号を伝えます。また食事や水分などの摂取制限が守られているか、荷物や衣類、金属製品の取り扱い、検査についての疑問がないか等を確認します。

②採血（健診センター）

看護師が質問票に書かれた既往歴、自覚症状、他覚症状を確認し、既往や現病歴等あれ

ば受診票に記載します。確認が済んだら受診票にサインをし、採血を行います（通常は10時間以上の空腹時に採血しますが、受診者が食事をしてきた場合はラベルに食事時間を記載し、検査科へと共有します）。採血を終えたら、次の検査（身体計測）へと案内します。

③身体計測（健診センター）

身長、体重、腹囲を計測します。続いて視力検査、聴力検査を行い、受診票へサインをして数値を記載します。当健診センターでは採尿容器は事前に郵送しているため、当日受け取った採尿容器を検査科へ提出します。

④心電図／肺機能検査（検査科）

心電図検査、肺機能検査は院内の検査科での検査になります。検査科の担当検査技師が受診票へサインしたのち、所定の検査を行います。検査終了後受診票を次の検査の放射線科へ届けてもらうように受診者に依頼します。

⑤胸部X線検査／透視検査／眼底検査／CT検査（放射線科）

胸部X線検査や透視検査（バリウム検査）などの画像検査は、院内の放射線科での検査になります。担当の検査技師が受診票に基づいて検査を実施します。各検査終了後に受診票へサインをします。上部消化管内視鏡検査を希望している受診者の場合、所定の検査が終了したあとに受診票を一度健診課スタッフへ戻し、胃カメラ以外の検査が終了していることを確認します。確認が取れ次第内視鏡準備室へ受診者を案内します。

※③④⑤の順番については、混雑状況に応じて空いている検査へ優先的に案内をします。

⑥ **上部消化管内視鏡検査（EGD）**

消化管内視鏡検査の検査室で、医師が内視鏡検査を行います。検査終了後、担当看護師が受診票へサインをして検査医師が結果を記載します。当院では検査時の苦しさが少なくなる鎮静法として「静注法」を選択できるため、その場合は健診課で必要な準備を行ってから検査になります。また静注法での検査終了後は内視鏡待合室へ案内し、30分ほど安静に過ごしてもらいます。

⑦ **問診（外来・担当医師）**

すべての検査が終了後、外来で医師の問診を行います。健診課で準備が整い次第、担当医師へ連絡し、受診者には外来の待合室で待機してもらいます。担当医師は受診者を番号で呼び込み、問診を実施します。医師が問診後、受診票に所見を記入します。問診後は受診票を受診者へ渡し、健診課へ提出してもらうように依頼します。

⑧ **会計（健診センター・医事課会計）**

受診票で予定した検査がすべて終了しているかを再確認し、修正の必要がなければ、受診票を病院の医事課会計窓口へ提出してもらい、会計が済んだら健診終了となります。

●健診業務③ 健診結果の報告書の作成

健診システムに結果を入力、結果を本人・企業に郵送

健診後には、検査結果のデータ処理の業務があります。健診システムに健診の結果を入力し「健診結果報告書」を作成します。健診結果報告書が完成したら受診者や企業に報告書を郵送し、報告書の結果についての問い合わせ等にも対応します。

・健診結果の入力、所見の確認

健診システムに問診票の内容、受診票の身体情報等を入力します。当健診センターの場合、採血・採尿データは検査科から健診システムへ自動的に反映されるので、食事時間等の不足項目があれば確認・入力します。画像検査で医師が読影した診断名を健診システムへ入力します。データを入力するとそれに応じて総合所見が自動で入ってきますが、必要

に応じて医師に確認するなど、これまでの経過を吟味して所見の表現を調整することもあります。健診結果で「要治療」「要精密検査」の判定があったときは、担当診療科での治療や検査を勧めます。

・報告書の郵送、保険者へのデータ提出

すべての入力が終わったら、データを登録して報告書を印刷し、個人宛または企業宛に郵送しています。当健診センターでは、健診受診から2週間以内に結果を郵送する方針としています。企業の生活習慣病予防健診であれば、「企業用健康診断結果表」や企業が負担する費用の請求書等を同封して発送します。

また月に1回、保険者（市町村や健康保険組合）にすべての健診データを提出します。

・健診結果の問い合わせ対応

健診結果を郵送したあとは、受診者から結果についての問い合わせにも応じます。健診結果の見方を知りたいといった質問から、判定結果に納得ができないといった意見が寄せられることもあるため、受診者の話によく耳を傾け、必要な対応を行っていきます。

●健診業務④ 検査後の保健指導・フォローアップ

「特定保健指導」で、個人に合わせた生活習慣改善を提案

特定健診や生活習慣病予防健診で、メタボリックシンドローム該当者や生活習慣病のハイリスク者となった人のうち、希望者を対象に「特定保健指導」を行うのも、健診業務の一環です。

特定保健指導の対象はメタボリックシンドロームだけでなく、肥満の有無と危険因子（血圧、血糖、血中脂質、喫煙歴）の有無により「積極的支援レベル」「動機づけ支援レベル」に分かれ、それぞれが3～6カ月の間、生活習慣に関する保健指導を受けるようになっています。

なかでもメタボリックシンドローム危険因子を多く持つ「積極的支援」の対象者には、電話やメールによる定期的な連絡や、個別面接・グループ指導が行われます。当健診センターで行っている特定保健指導は、積極的支援や動機づけ支援です。

保健指導送付書類

まずは３カ月間、　　　　　　名前　　　　　　　　　　様

生活習慣改善に取り組みましょう！！

□　血圧　　　　　／　　　　mmHg　□　腹囲　　　　　　cm　□　喫煙

⇒　あなたは、 **メタボリックシンドローム** に該当しました。

□　血圧が高い方の目標

・ラーメン等のスープは、全部飲み干さない。
・塩分を控えるために、調味料の使用を控える。
・たばこを1日又は週に1本ずつ減らす。

□　コレステロールが高い方の目標

・野菜を毎食取り入れる。
・揚げ物の料理は、週2〜3回へ減らす。又は、1回量を減らす。
・外食時は、刺身定食等のサッパリした食事を選ぶ。

□　血糖が高い方の目標

・菓子パン、洋菓子、スナック菓子をやめる。（又は、月/週に○回へ減らす）
・アイスは脂質の低いものを選ぶ。
・糖質の低いお酒へ変える。

□　運動

・エレベーターやエスカレーターではなく階段を使うようにする。
・寝る前に筋トレ・ストレッチをする。
・月/週に○回ウォーキング又はランニングをする。

※協会けんぽ加入の方で保健指導該当になった方は、3カ月後に

無料で血液検査を行うことができます。

3カ月間の頑張った成果を確認してみましょう！！

⇒ご希望の方は、健診受診日から**２カ月後**までに健診課へご連絡ください。

第 5 章

人生100年時代を
支える病院であるために——

予防医療を行う
病院の評価は
「接遇力」で決まる

私が「健診センター」を設立した理由

私の病院は、1987(昭和62)年の設立です。消化器系(食道、胃、腸、肛門、肝臓、胆嚢、膵臓等)の専門病院として30年以上にわたり、地域住民の方々の診療・治療を担ってきました。外来においては2007年からは化学療法外来、2009年からは肝臓外来も開設し、さらに地域の患者の方々のニーズにより糖尿病、循環器外来も行っています。特に鼠径ヘルニア・痔核の手術には力を入れており、内視鏡件数は年間8000例に上っています。

このような専門病院として地域医療に携わってきた当院が、あらためて「健診センター」を開設したのは、大きく次の2つの要因があります。

・消化器疾患を未然に防ぐための健診・検診の重要性

1つ目は消化器の専門病院として、消化器系の病気を未然に防ぐための健診・検診の重要性を認識していたことです。胃がんの原因となるピロリ菌感染を検査で調べて、感染がある人は除菌をすれば胃がんの多くを防げます。

例えば70代の父親にピロリ菌感染があって胃がんの手術をした場合、付き添ってきた40代くらいの息子と娘にも感染している可能性があります。しかし、今の日本の医療制度では「病気の可能性があるかもしれない」という人に対してアプローチする方法は限られています。症状がない人の〝念のための〟検査では健康保険は適用になりませんし、私たちが「自費で検査を受けてください」といっても、本人に自覚症状がなければなかなか実際の受診行動には結びつきません。そういう人たちに対し、定期的な健診やオプションで検査の機会を提供できれば、異常があったときの早期発見・早期治療に結びつきますし、ピロリ菌の除菌を徹底することで胃がんの発症自体も減らすことができます。

・地域、事業規模による法定健診受診の格差の是正

そして2つ目は、産業保健として企業の定期健診を受け入れる健診施設に、地域等によって格差があることです。

企業には労働者に定期的な健康診断を受けさせることが法律で義務付けられています（正確には定期健診が義務付けられているのは、常時雇用している従業員が50人を超える事業所で、従業員数が50人未満の事業所は努力義務）。都市部の大手企業などでは健診実施率が

高いのに対し、中小企業や人口の少ない地域では実施率がやや低い傾向がみられます。その結果、義務を負っていながら定期健診を実施していない事業所は全国で5万カ所ほどに上ると指摘されています。

2012年の「労働者健康状況調査」によると、事業所が健診を実施しなかった理由としては「健診費用を負担できない」という費用の問題、「健診受診の日程や時間がとれない」という時間の問題と併せて「健診を実施する適当な健診機関や医療機関がない」が挙げられています（企業規模50〜99人で3・5％、30〜49人で6・8％、10〜29人で15・3％）。

実際に私たちの地域の健診施設でも、年度当初にすでに一年分の健診予定がすべて埋まってしまい、新たな受け入れはできないというケースは少なくありません。つまり勤務先の事業規模や地域によって「定期健診を受けたいが、適切な受け入れ機関がないために健診が受けられない人がいる」ということです。

こうした事業規模・地域による格差を是正するためには、企業の定期健診を受け入れる健診施設の受け皿を増やしていかなければなりません。そこで当院も地域住民やこの地域で働く人の健診ニーズに応えるべく、2021年に健診センターを開設したのです。

消化器内視鏡検査の強みを活かした健診センターに

健診センター設立に際しては、最新の医療技術と設備を導入し、受診者一人ひとりに最適な検査と診断を提供することを目指しました。他施設と比べたときの当健診センターの特徴は、専門性の高さと充実した設備にあります。特に、胃腸の専門病院ならではの精度の高い内視鏡検査が受けられる点は大きな強みといえます。

健診時は各検査の担当者が連携し合い、待ち時間の短縮に努めていますし、健診データの処理には最新のデジタル機器を使用し、迅速かつ正確な診断を提供しています。

職員一同で話し合い、健診センターの目標に次の5点を掲げています。

①健康の維持・増進のための活動を積極的に推進します
②疾病の予防と早期発見に努め、早期治療と最大のケアへつなげます
③地域の皆様が安心して受診していただけるよう職員は自己研鑽に努めます
④受診者の人権を尊重し、個人情報を守ります
⑤信頼され、満足していただける運営を目指します

「接遇力」で健診業務をリードできるスタッフを選定

また健診センター設立にあたって重視したことの一つに「接遇力」があります。本書でも繰り返し述べてきましたが、健診施設では接遇がとても重要です。予防医療である健診業務は、受診者が利用したいものを選んで受けるサービスの一種です。ですから健診施設の職員は、一般企業に勤める社会人が常識として身に付けているような接遇・対応ができなければなりません。

半面、健診センターの接遇がふつうの「お客様至上主義」「お客様は神様です」というビジネスとまったく同じかというと、そうではありません。職員は受診者を尊重して丁寧に接する一方で、時には医療の専門職として受診者と対等の立場で、その人の今後の健康づくりのために助言や提案をしていくことも必要になります。

さらにそうした高度なサービスを、限られた検査時間のなかで効率的に提供していくことが求められます。当院も1993年から手がけていた自費の人間ドックでは、一つひとつの検査やその結果について逐一、時間をかけて丁寧に説明していたこともあります。

しかし企業の定期健診などは、十数種類の検査を1～2時間で終えますから、一つひとつの工程にそれほど時間をかけることはできません。いくら丁寧な接遇でも、受診者が求めていない説明を長々としていれば「それはいいから、早く検査を終わらせてくれ」となりますし、一方で受診者が不安に感じることを無視して検査を促すだけでは、不信感を与えてしまいます。健診の一連の流れのなかで受診者が不安・不満なく、正確な検査をできるように導くには、外来・病棟とも、単なるビジネス接遇とも異なる、高度な接遇スキルが求められます。

そこで私たちも健診センター開設にあたり、院内の職員のなかで「健診業務に対応できる接遇力」に着目をしてふさわしい人材を配置するようにしました。

事務の面では健診業務の経験が豊富な職員がいましたので、その職員を中心に、受診者目線で「一般の人が健診を受けたいと思う施設とは何か」について協議を重ね、接遇だけでなく設備面や環境面、業務フローなどにも反映させました。看護師では、特に接遇力が高く、さまざまな年齢・立場の受診者の信頼を得られそうな人、さらに看護師としての専門性も高く、健診センターで検査技師や事務職を含めて健診業務をリードできる人材を選定するようにしました。

こうした職員たちの努力と奮闘によって健診センターの開設にこぎつけ、地域の健康増進に貢献できる体制が確立しました。

受診者獲得のための営業活動も実施

とはいえ、健診センターを開設しただけで、受診者が自発的にどんどん来てくれたわけではありません。受診者が増えて安定して健診業務が回るようになるまでには、半年ほどの時間を要しました。

私たちの病院は地域の医療機関として30年以上の歴史があり、すでに地域に知られた存在ですから、特に周知をしなくても患者が途絶えることはありません。むしろ地域の高齢化に伴って患者は増える一方です。

しかし健診の対象は普段病院を利用する層とは異なる、健康に大きな問題のない社会人です。地域の事業所等に定期健診等の健診ニーズがあるとは考えていましたが、問題はどうやって私たちの健診センターの存在を知ってもらうかです。

そこで私たちの健診センターを周知し、受診者を獲得するためにさまざまな努力をしました。健診センター開設を知らせるチラシを2000枚ほど作成し、駅前など人流の多いところで配布しましたし、地域にある事業所に直接電話をかけて入職時健診や毎年1回の定期健診の健診施設として利用してほしいと、電話や訪問での営業にも取り組みました。また健診代行機関にも、つくば市周辺の事業所の健診受け入れ施設として登録をするなど、予約の入った健診業務を進めつつ、営業活動にも取り組むという時期がしばらく続きました。事務員だけでなく看護師も含め、健診センター職員全員で自施設の営業をしたのも、今となっては懐かしい思い出です。

おかげさまで2021年4月の開設から翌年2022年3月までの1年間で、月平均138人、年間1659人の受診者に利用していただくことができました。

・アンケートで受診者ニーズを把握

ただし、つくば市は大学病院などの高度医療機関も多い地域です。この地域で私たちの健診センターを今後も継続して選択してもらうには、他施設にはない当院ならではの特色が必要です。そのために初年度から受診者満足度のアンケート調査を行い、当施設の健診に求める受診者ニーズ【needs：要求（require）、需要（demand）】の把握に努めています。

参考までに、開設当初の当施設の状況が伝わる2021年度（初年度）アンケートでの「考察」「結論」と、最新の2023年度の満足度調査のレポートを掲載しておきます。

【健診課における受診者満足度の実態把握／2021年8～10月実施】

・アンケート調査からの考察

当院健診の受診者の特徴として、（当院を選んだ理由として）「会社の指定」という回答が約4割を占めていた。これは企業にとって社員の健康診断は義務であることが理由の一つにあげられる。また、男性が7割を占めている理由としては、当健診利用企業189社中45社（約2割）が建築・土木関係であるため、男性職員が多く勤務しているためと考えられる。健診受診者を増やしていくためには、今後も企業への訪問を積極的に行い、当院での健診について、周知をしていく努力が必要であると考えられた。

健診課についての質問では、健診課スタッフに対する評価としては9割以上の受診者がやや満足以上の評価をしており、現在の接遇に対する評価として受け止めていきたい。ほかの意見として「早めに着替えたい」「ドック着（検診衣）が欲しい」という回答もありハード面でのスペースの確保の工夫およびソフトの面での物品充足も検討が必要であることが示唆された。半面「着替えがなくて楽であった」という意見も数件受診者との会話の中で聞かれていたのも事実であり、受診者の要望に合わせ提案できる体制も、今後検討していきたい。

また、「レントゲンのファイル入れの場所がわからず待った」という自由記述もあり、検査案内後の受診者の状況確認も今後必要と考えられた。

検査の待ち時間に関しては、検査待ちの時間が「やや不満」と答えたのが2名だったのにもかかわらず、バリウム・胃カメラの「待ち時間が長いと感じた」受診者は11名にのぼっていた。これはアンケートの取り方の問題もあったとは考えられるが、「やや不満」とまではいかなくとも「待ち時間が長い」と感じていることは事実であることが判明した。同一団体での受診者の場合、来院時間も同じであり、順番での案内となるため待ち時間が発生しているためと考えられる。特にバリウム検査については一般外来患者の検査の合間での案内となるため、さらに待ち時間は必要となっている。このことから来院時間の調整や検査予測時間の説明、予約時間の検討が必要と考えられた。また「もう少し早く始まりたい（8：30～）」という自由記述もあり、受診者の要求（require）の一つとして把握することができた。しかし、実際の受診者との会話の中で「こんなに早く終わる健診はない」とのお声を頂いたこともあり、健診受診の需要（demand）の一つとして、重要である事も把握できた。さらに、9割以上の受診者が次回も当健診課を利用したいという結果であった。非常に喜ばしい結果であったと考える。

・**結論**

医療機関が密集しているつくば市で、他院健診との差別化を図るためには、本アンケート調査における受診者の要求（require）、需要（demand）からは、当院健診課としては、「高い医療接遇」と「受診時間の短い健診」の2つを柱としていくことが必要であると考える。受診日の混雑状況に合わせた予約時間の調整や案内方法等を、さらに詳細に検討することで、その場に即した細かい対応能力を、健診課スタッフ間で身につけていくことも、「高い医療接遇」および「受診時間の短い健診」を提供していくことにつながると考えられる。その点については今後、健診課スタッフ間で情報共有を徹底していくことが必要と考えている。

健診開始後、間もなくの時期に施行したアンケート調査ではあるが、受診者との会話の中で「こんなに早く終わる健診はない」という声を多数いただいた事実については、関係部署の協力あってこその評価であると、この場を借りてお礼を申し上げます。（以上）

【２０２３年度利用者アンケート「健診課における受診者満足度の実態把握」】

（図版等は一部省略）

【はじめに】

これまで健診受診者獲得のため卓越した「高い医療接遇」と「受診時間の短い健診」を目標として取り組んできた。徐々に受診者数は増加してきてはいるものの、今後病院の増設・拡大に伴い、さらに多くの受診者獲得を目指していきたい。

アンケートも3年目となり、受診者の傾向を把握しneedsをくみ取ることでこれまで業務改善を行ってきた。今回はより細部にわたるneedsの把握を目的に3回目のアンケート調査を実施することとした。

【目的】

健診受診者を対象にアンケート調査を行い、受診者満足度の実態を明らかにし、当院での健診に求めるneeds【ニーズ：要求（require)、需要（demand)】を把握すること。

また今回3年目のアンケート調査であり、前回のアンケート結果から提案された点も追加し、細部にわたるneedsを理解し、サービス提供の向上に繋げる。

【方法】

調査期間：2023年10月10日～2024年1月10日（毎年同様の期間で実施）

調査対象：健診受診者（オプション単品や胃カメラのみ、特殊検診やつくば市がん検診のみの受診者を除く）を対象にアンケートを実施。また、今回胃カメラ静注法の方へもアンケートを実施しているが、比較的覚醒状態がよくアンケートが実施可能と判断した方のみ実施した。当院を選んだ理由と健診に関わる項目について、「満足」「やや満足」「やや不満」「不満」の4件法で調査し分析した。

【結果】

対象者は698名、有効回答数は258名、回答率は36・9％（前回32％）であった。

（1）**男女比**：男性の方が多く、全体の7割を占めている。

（2）**年齢内訳**：男性は40・50歳代で半数以上を占めており、女性は30・40歳代で約半数を占めている。

（3）**当院選択の理由**

前回同様「会社の指定」という理由が1番多く44・9％（前回29・3％）。次いで28・6％（前回19・0％）が「土日に受診できる」という理由で当院を選択しており、水戸方面や栃木から来る方もいた。また、「待ち時間が少ない」も14・3％あり、今年も「すぐ帰れていい」「案内がスムーズだった」との意見もあった。

（4）職員の対応について

■予約時の対応

①予約時、担当職員の対応（言葉遣い）はどうだったか：

満足・やや満足合わせて97・6％（前回96・9％）の受診者が満足されていた。自由記述では「予約の時から丁寧に対応してもらい、ありがたかった」との意見も聞かれた。

②予約時、担当職員から適切なコース・オプションの説明はあったか：

満足・やや満足合わせて97・2％（前回94・8％）の受診者が満足されていた。男女1名ずつ「やや不満」との回答があり、「オプションの説明がなかった」との声があった。

③予約時、担当職員から十分な注意事項の説明があったか：

満足・やや満足合わせて96・8％（前回98・4％）の受診者が満足されていた。男性で1名「やや不満」との回答があった。

■事前資料について

①事前資料の送付時期はどうだったか：

予約時の対応 担当職員の対応（言葉遣い）に対するアンケート結果

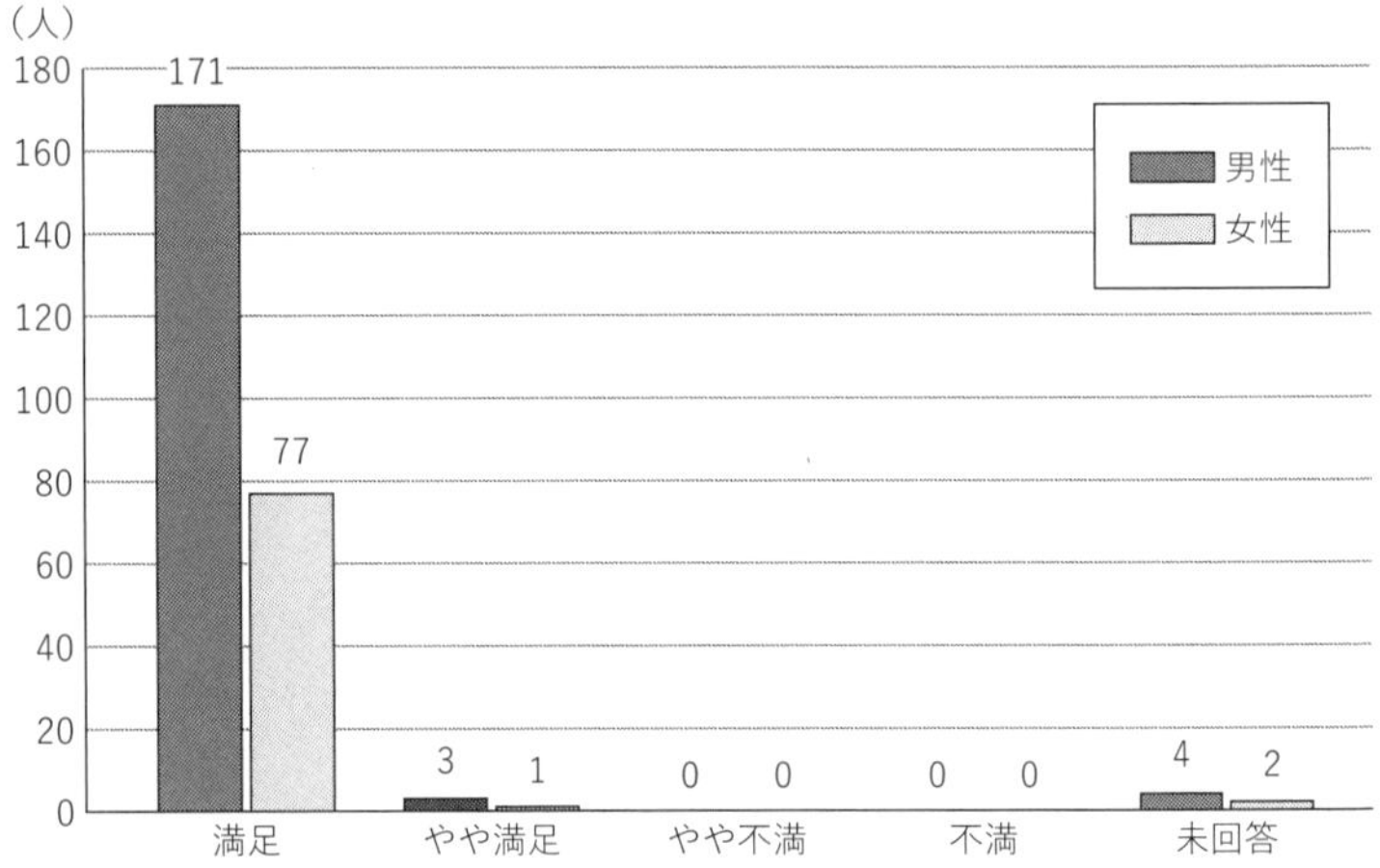

基本的には、予約が入り次第事前資料の送付をしている。あまり早く送付してしまうと紛失する方もいるため、数カ月先の場合には約1カ月先を目安に送付している。

満足・やや満足合わせて95・7％の受診者が満足されていた。

②資料の説明文はどうであったか：

満足・やや満足合わせて93・7％の受診者が満足されていた。高齢の方にはマーキングし、分かりやすく表記している。また、マスクをせずに来院する方も多く、「マスクが必要なんて書いてなかった！」との声もあったため、説明文に追加するようにした。

■当日の対応について

◆受付職員の対応

①言葉遣い：満足・やや満足合わせて98・0％の受診者が満足されていた。
②接遇や態度：満足・やや満足合わせて97・6％の受診者が満足されていた。男性1名から「やや不満」との回答があった。
③十分な説明：満足・やや満足合わせて98・0％の受診者が満足されていた。

◆採血を担当した職員の対応

①言葉遣い：満足・やや満足合わせて98・4％の受診者が満足されていた。
②接遇や態度：満足・やや満足合わせて98・8％の受診者が満足されていた。
③十分な説明：満足・やや満足合わせて98・4％の受診者が満足されていた。

◆身長・体重等を担当した職員の対応

①言葉遣い：満足・やや満足合わせて98・8％の受診者が満足されていた。
②接遇や態度：満足・やや満足合わせて99・2％の受診者が満足されていた。
③十分な説明：満足・やや満足合わせて99・2％の受診者が満足されていた。

◆心電図・肺機能検査等を担当した職員の対応

①言葉遣い：満足・やや満足合わせて95・3％の受診者が満足されていた。男性1名、女性2名から「やや不満」との回答があった。自由記述では、「心電図の時に同性の方に

受付職員の対応（接遇や態度）に対するアンケート結果

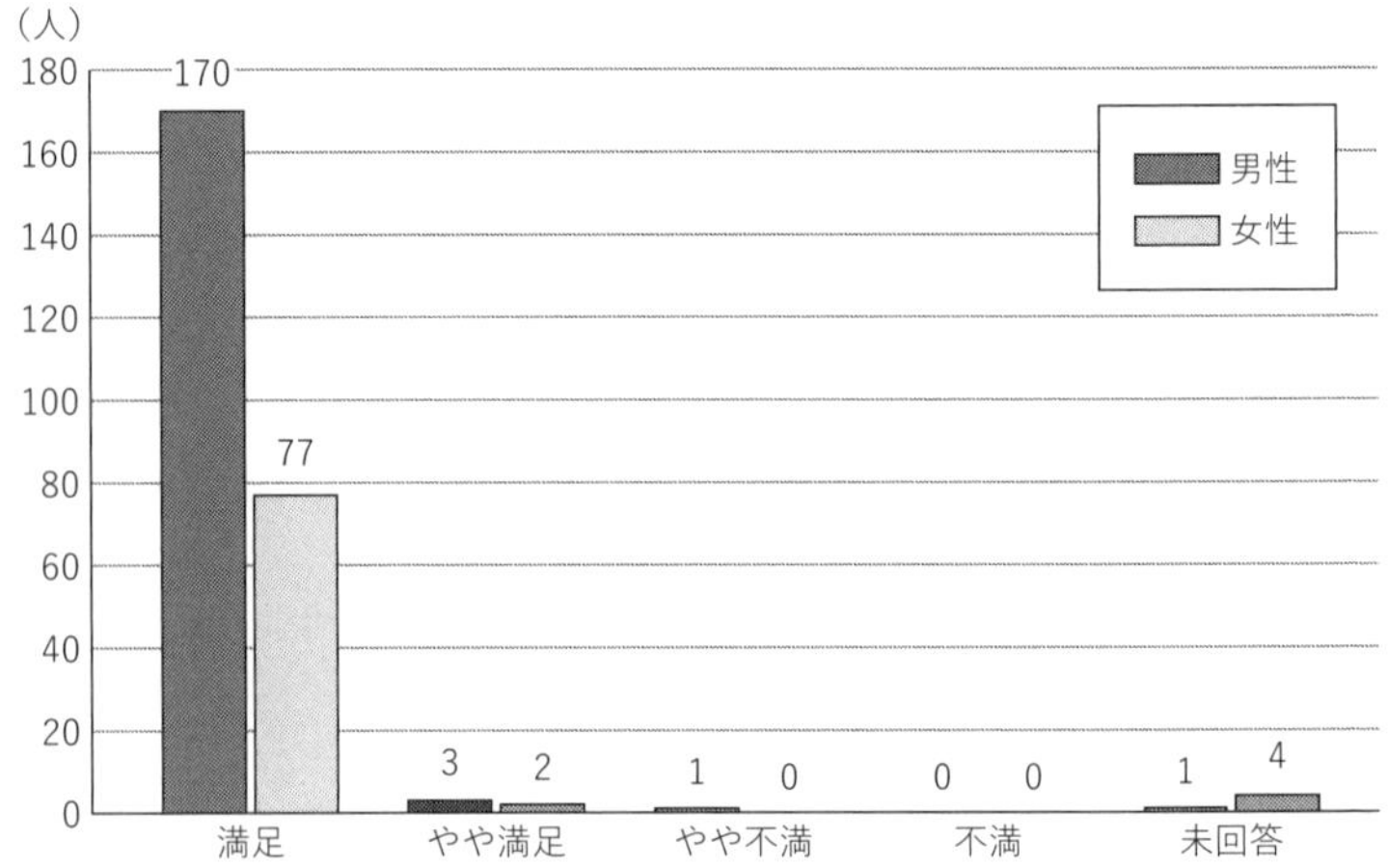

対応してほしかった」との声が3名から聞かれた。

②接遇や態度：満足・やや満足合わせて97・2％の受診者が満足されていた。男性1名、女性2名から「やや不満」との回答があった。

③十分な説明：満足・やや満足合わせて98・0％の受診者が満足されていた。

◆レントゲン検査・バリウム検査・エコー検査を担当した職員の対応

①言葉遣い：満足・やや満足合わせて98・4％の受診者が満足されていた。男女合わせて計3名の方から「やや不満」との回答があった。

②接遇や態度：満足・やや満足合わせて

98・4％の受診者が満足されていた。

③十分な説明：満足・やや満足合わせて97・2％の受診者が満足されていた。

外国の方や年配の方は、次の検査場所がうまく伝わらないこともあり、放射線科職員が健診課まで案内してくれることも多く、「丁寧で助かった」との声も聞かれた。

◆胃カメラを担当した職員の対応

①言葉遣い：満足・やや満足合わせて99・2％の受診者が満足されていた。女性で1名「やや不満」との回答があったが、自由記述等もなく詳細は不明。

②接遇や態度：満足・やや満足合わせて99・2％の受診者が満足されていた。

③十分な説明：満足・やや満足合わせて99・2％の受診者が満足されていた。

「初めての胃カメラで緊張したが、背中をさすってもらえて安心してできた」「先生も丁寧に説明してくれてよかった」との意見があった。

〈静注法を実施した方〉

※薬の効果はどうでしたか

「よく効いた」が62・5％、「やや効いた」が37・5％であった。「最後は目が覚めてしまったが、つらくはなかった」「去年ほどは効かなかった」との意見もあった。また、中には「本当にやったのか。気がついたら椅子に座っていて驚いた」との声も聞かれた。

（5）待ち時間について

①当日の待ち時間はどうでしたか：93・7％の方が「早い」「適当」との回答であったが、4・2％の方が待ち時間が長いと感じていた。

②待ち時間が長いと感じた場所はどこですか：レントゲン・バリウム検査で計16名、胃カメラで8名、心電図検査で6名待ち時間が長いと感じていた。

（6）結果について　※再来の方

①結果の送付期間はどうでしたか：約2週間を目安に送付しているが、70・1％の方から「早い」との返答をいただいた。

②結果の書類はどうでしたか：74・6％の方から「見やすい」との返答があった。他院の健診結果を持参する方もおり、「当院のはカラフルで分かりやすい」との声も聞かれた。

（7）次回も当健診を利用したいと思うか

未回答を除き、96・1％（前回94・8％）から「すごく思う」「思う」との回答があった。

待ち時間が長いと感じた場所

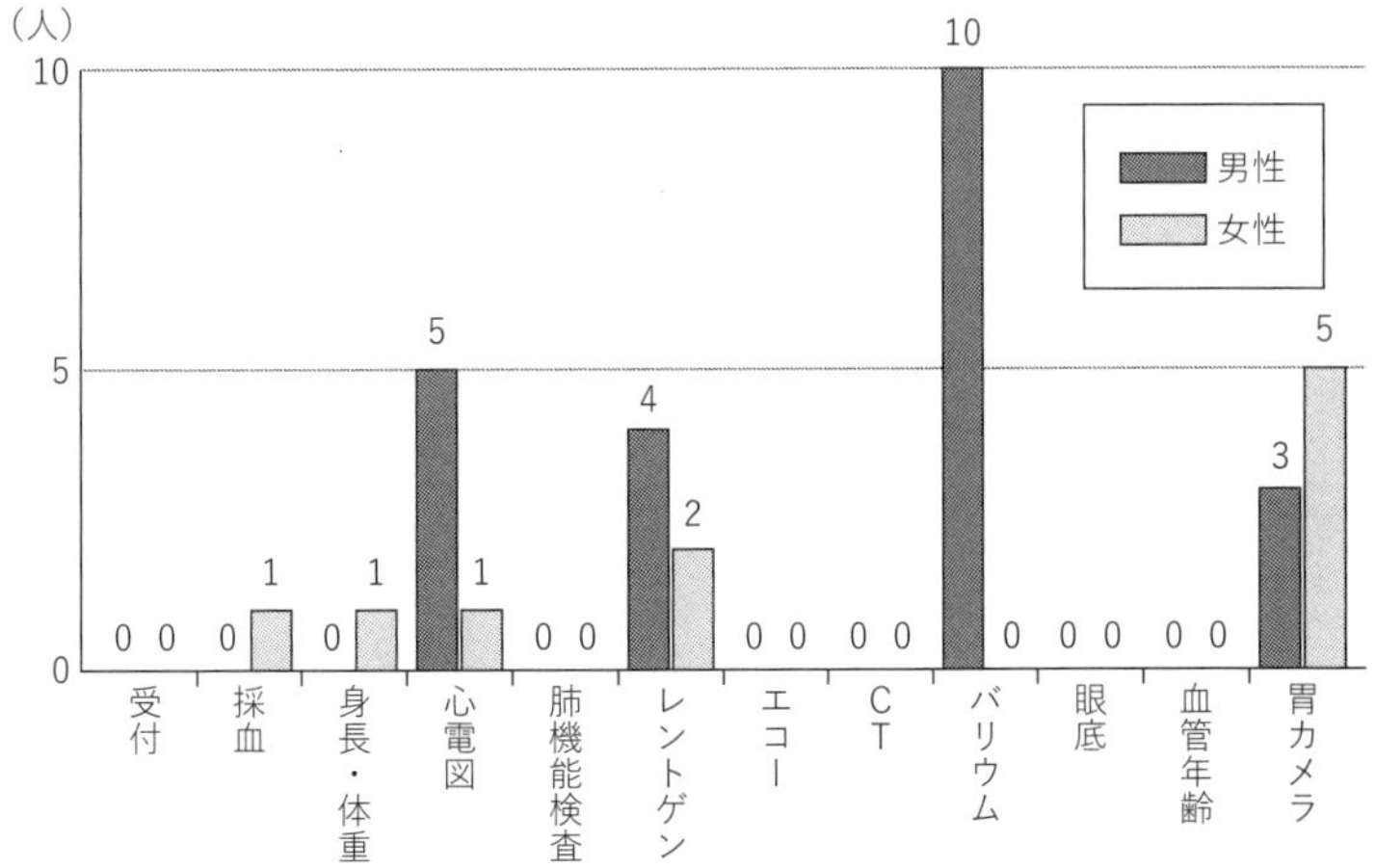

　また、男性で1名「思わない」との回答があったが、他の質問ではすべて「満足」を頂いており、この質問だけには「思わない」との回答であった。今年も「早く終わってよかった」との声を多くいただいたが、それを上回る形で「丁寧に対応してもらってよかった。皆さん親切だった」との声を多く頂いた。

【アンケート調査からの考察】

　昨年同様、当院健診の受診者の特徴として「会社の指定」が約4分の1を占めていた。また、「土日に受診できる」が前回より9・6%上回っており、平日より土日に受診者が集中しているのも現状である。遠方から土日に受診できる病院を探して来られる方もおり、外来も含め「土日に受診できる病院」は、当院の強みであると改めて理解できた。

職員に対する質問でも、すべての部署で9割以上がやや満足以上の評価を頂いている。

今回詳細項目として追加した接遇面に関しても高評価を頂いている。しかし、「心電図は同性の職員が安心する」（※検査科と相談し、業務に支障がでない範囲で対応していただけることとなった）「心電図の枕に前の人の名残があり抵抗があった」「オプションの案内がなかった」「検査待ちの椅子を増やしてほしい」との意見もあった。今後各部署と情報を共有し、快適に健診を受けられるように改善に繋げていく必要があると考えられる。また、前回数名から「案内が分かりにくい」との意見があったが、各部署丁寧に対応いただいたため、今回指摘はなかった。事前資料や結果の送付、書類に関しても9割以上がやや満足以上を示しており、今後も継続していく。

待ち時間に関しても、昨年同様バリウム・胃カメラに「待ち時間が長い」と感じた方が多かった。もちろん同一団体への待ち時間の説明や時間調整は行っており、検査内容によっては各部署と相談し8時から対応する場合もある。胃カメラに関しても健診枠だけでは足りず、外来枠の使用も多くなってきた。ありがたいことに毎年受診者数は増加しており、待ち時間が少ないように各部署配慮してはいるが、予約の時間よりだいぶ早く来る方や分散しても乗り合いで一緒に来る場合もあり、臨機応変に対応してもなかなか難しいのも現状である。今後も時間調整を行っていくのはもちろんのこと、待ち時間が出た場合でも都度進行状況や適宜声掛けをする等更なる配慮を心がける必要があると考えられた。

また、今回のアンケートでも「早く終わってよかった」との声を多くいただいた。さらに結果でもあったように男女共に現役世代が大半を占めており、休みの土日に来る方もとても多い。「土日にやっている早く終わる健診」を新たな強みとしてアピールしていくとともに、受診者の期待を裏切らないように健診課スタッフの接遇面・技術面の向上に努める必要があると考える。

次回も健診を利用したいと思うか

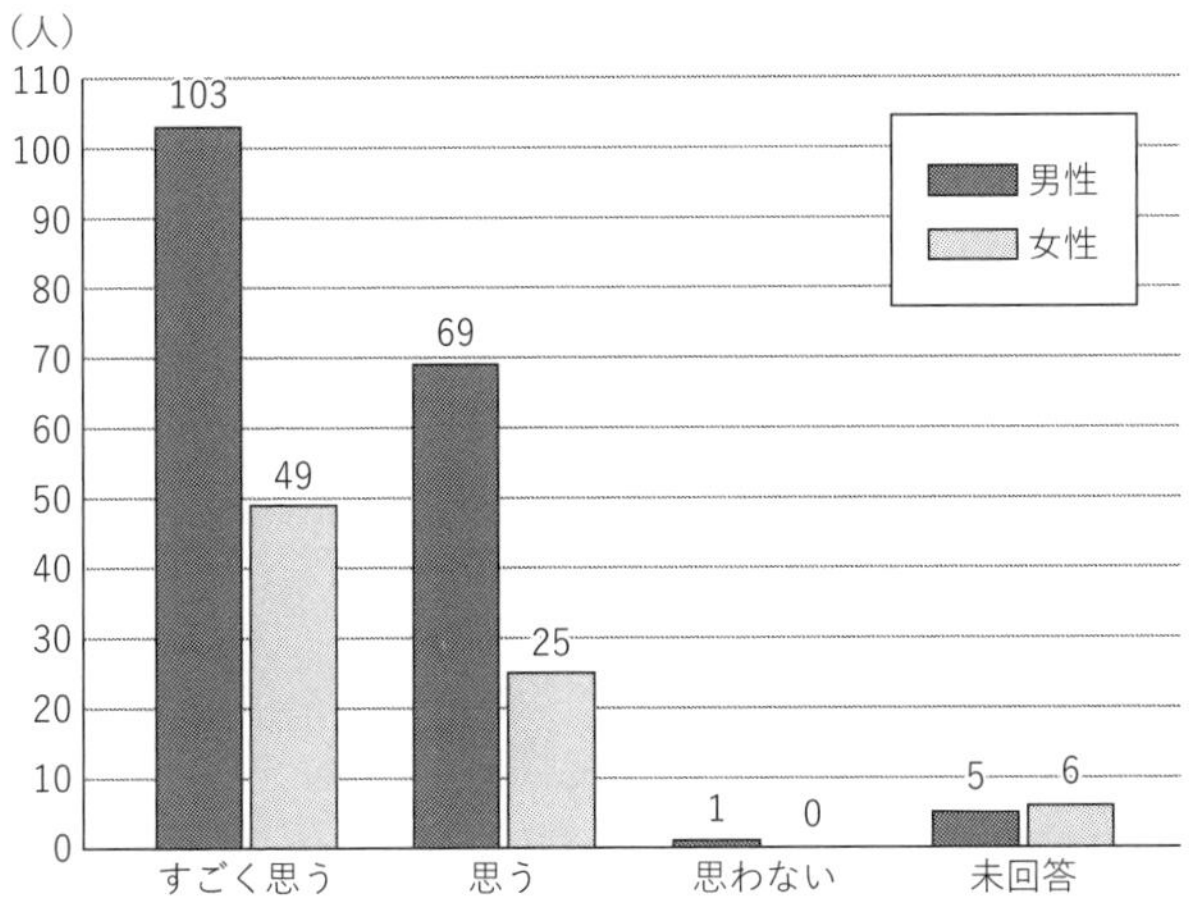

【結論】

今までのアンケートを元に「高い医療接遇」と「受診時間の短い健診」の2つを意識して日々の業務にあたってきた。毎年受診者数も増え、さらに状況に応じた対応力や細部にわたる配慮が必要であると感じた。健診課スタッフ間の情報共有はもちろんとして、他部署との情報共有や声掛け等の連携も「高い医療接遇」と「受診時間の短い健診」を提供していくうえでなくてはならないものであり、今後さらに受診者が増えていくうえでも重要であると考えられる。今後の目標としては、「会社の指定」での受診・「土日受診ができる」という点を踏まえて、新規企業には、結果とともにパンフレットを同封する等のアピールを行い、リピート率の向上を目指していきたい。（以上）

このように毎年のアンケートで指摘された不満な点を改善し、要求・需要に応えるべく業務の改善を進めてきた結果、3年間で高い満足度を維持しつつ、受診者は約2倍となり、健診受診者からの外来受診も増えています。今後も地域の方々のニーズに応える健診施設であり続けられるよう、努力していきたいと考えています。

健診センターでの働きがい・やりがい

地域の方々のニーズに応える健診センターであるためには、健診業務に携わる職員にとって働きがい・やりがいを感じられる職場であることも重要です。

・社会保険制度や予防医療について学べる

一つは、健診業務を通して日本の社会保険制度等について学べることです。病院勤務の医師や看護師は、社会保険制度自体についてそれほど詳しく学ぶことはありません。治療の内容が保険適用か否か、医療保険か介護保険かといったことは関係してきますが、患者（受診者）が加入している健康保険が何かといった事柄は、病院では通常、受付担当や事務職員が確認・処理をしています。

しかし医師・看護師がどのような人がどのような健康保険に加入しているかを把握していて、さらに自治体や企業等の保険者がどういう健診や予防医療のプログラムを用意しているかを知っていれば、より受診者の生活や実情に即した健康づくりの提案ができます。

例えば、がん検診を受けてみたいが、自費では経済的負担が大きいと躊躇《ちゅうちょ》している人がいたとします。そのとき看護師に、市町村のがん検診の補助についての知識があれば、「市の補助を利用すれば、安くがん検診が受けられますよ」と具体的な提案ができます。

病気になってしまった人を治療するだけでなく、病気にならないようにする予防医療のプロフェッショナルとして一般の人にアプローチできるのは、健診施設の医療職ならではのやりがいといえます。

・医療職としての接遇力が高まる

さまざまな年齢・性別・立場の異なる受診者に対応することで接遇力が鍛えられるのも、健診業務の特徴です。健診業務を通して高い接遇力を身に付けていれば、外来や病棟で働くときにも当然、有利に働きます。接遇力があれば、外来等でも患者にとってより満足感・納得感のある看護ができるだけでなく、周りの職員のモデルとなり、チームを率いる立場を任される可能性もあります。

また健診施設で接遇を学んだ職員がいることで、病院全体の接遇力が高まり、地域住民から選ばれる病院・健診施設になるという効果も少なくないと感じています。

・勤務時間が調整しやすい

勤務時間が決まっていて残業も少ないというのが、健診業務の職員の働き方です。外来や病棟の医療職では「働き方改革」が推進されていますが、それは裏を返せば、長時間労働が常態化しているということでもあります。この点、健診施設では比較的、勤務時間の管理をしやすいのが特徴です。そのため育児や介護等のために残業なし、あるいは短時間で働きたいという職員にとっても働きやすい職場です。

また残業も少ないことで、職員が自己研鑽のための時間をとりやすいということも挙げられます。看護師が保健師や認定看護師といった上位資格をとるのにも、有利になります。予防医療の専門職としての保健師資格があれば、健診後の特定保健指導や地域住民に対する保健指導なども、専門性をもって取り組めます。

健診スタッフを育成する教育制度を構築

私たちは、健診センター職員の指導・育成にも力を入れています。健診施設の職員は、社会保険制度などに加えて検査機器の操作や準備などで、最新の医療技術や知識の習得をしていく必要があります。そこで経験やキャリアに応じてスキルアップをしていけるように、定期的な研修と実践的なトレーニングを行っています。

・新人は目標を共有し、指導担当者がついて支援

まず新人については、指導の担当となる職員がついて、教育計画に基づいて少しずつ段階的に業務に慣れていくことを目指します。健診看護師の教育計画の例としては、次のようなものが基本になります。事務職についても同様の目標を用意しています。

【健診課教育計画（看護師）】

・入職1カ月目標…職場の雰囲気に慣れ元気に出勤できる
保険の種類の把握／健診の種類の把握／受診者対応の把握／薬剤の理解

・入職3カ月目標…職員としての自覚を持ち業務内容の把握ができる
請求書、領収書の理解／事前準備／予約の理解／受診者対応

・入職6カ月目標…チームの一員としての役割が果たせ看護技術を確実に実施できる
結果処理の理解／予約の自立／請求の理解／受診者対応の自立

・入職1年目標…健診課看護師として自立し他部署との連携・調整も図ることができる

結果処理の自立／請求業務／連携・調整

さらに、182ページのように予約から請求業務までの各業務の詳細をリスト化し、説明・見学・実施、1カ月、3カ月、6カ月、1年というタイミングで本人と指導者とで習熟度をチェックできるようにしています。

人によって計画の進度は異なりますが、平均して入職1年で、健診センター職員として自立して業務に当たれることを目標としています。

・2年目以降はクリニカルラダーで実践力を磨く

約1年の研修期間を経て、2年目以降の健診看護師、健診事務職の能力向上のためには、当健診センター独自のクリニカルラダーを作成しています。

クリニカルラダーとは「看護師（事務職）の実践能力を向上させるために用いる評価指標」です。実践的な能力向上のための各目標に対し、どの程度達成しているかを定期的に自己評価・他者評価します。これによって職員は自分の成長や課題等を実感し、段階的に課題を克服していくことでスキル向上を図ります。

健診看護師のクリニカルラダーはレベルⅠ～レベルⅤの5段階で設定しています。入職

健診課新人教育チェックリスト

受診当日	共通項目	説明	見学	実施	1カ月	×△○	3カ月	×△○	6カ月	×△○	1年	×△○
					本人	指導者	本人	指導者	本人	指導者	本人	指導者
受診者対応	元気に挨拶ができる											
	ねぎらいの言葉かけができる											
	保険証確認(コピー/スキャン)ができる											
	承諾書の確認(スキャン)ができる											
	案内票・予約票内容確認ができる											
	受付番号の確認・説明ができる											
	便潜血容器確認と感染対策ができる											
	検査案内時スタッフ間で声かけができる											
	身長・体重・腹囲測定ができる											
	視力・聴力測定ができる											
	色覚検査ができる											
	検査科への申し送りができる											
	放射線科への申し送りができる											
	内視鏡室への申し送りができる											
	会計への案内ができる											
	医事課への申し送りができる											
	病院送迎を理解し依頼できる											
	同日一般外来受診時の流れが分かる											
	同日一般外来受診への案内ができる											
ピロリ菌	検査の目的が分かる											
	問診票内容を理解し提案できる											
	検査追加ができる											
キシロカイン	問診票内容から使用歴の確認ができる											
	使用歴に応じて内視鏡室へ申し送りができる											
ドルミカム	禁忌疾患を理解することができる											
	薬剤の特徴・注意点を説明できる											
	必要な情報を内視鏡室へ申し送りできる											
OPTION	追加項目の理解ができる											
	追加項目の説明ができる											
	項目の追加・削除ができる											
請求書	請求書・領収書の理解ができる											
	請求書の修正の仕方が分かる											
	請求書・領収書を変更し対応できる											
看護師												
血圧測定	異常値を理解し、再検へつなげることができる											
	再検の場合の対応・医師への報告ができる											
採血留置針	本人確認ができる											
	事故なく安全な手技ができる											
セスデン	禁忌疾患を理解することができる											
	問診から受診者確認までできる											
	事故なく安全な手技ができる											
カテーテル(大腸バリウム)	直腸の解剖を理解することができる											
	カテーテルの仕組みを理解することができる											
	事故なく安全な手技ができる											

2年目の看護師を想定した「レベルⅠ」では、到達目標として次の20の評価項目を挙げています（健診事務職にも同様のクリニカルラダーがあります）。

【健診看護師のクリニカルラダー】

レベルⅠ（到達目標：基本的な看護手順に従い必要に応じ「助言を得て」健診業務を実践する）

〈実践能力〉

①健診データ等の個人情報を適切に管理できる
②対処の難しい事例を担当する場合、1人で解決しようとせずに上司や先輩に相談できる
③健診データや問診から、身体的状況や保有するリスクを把握できる
④健診結果からただちに医療機関の受診を要するか否かの判断ができる
⑤受診者との会話から生活背景及び性格特性等をアセスメントし、生活上の課題が整理できる
⑥受診者の健康状態改善に向けて、効果が期待できる生活習慣改善法をリストアップできる

⑦受診者の生活状況を踏まえて、何から改善することが可能か受診者とともに考えることができる
⑧食行動と食事量をアセスメントし、食習慣改善の必要性を判断できる
⑨健診結果や病歴から運動実施上の注意事項を説明できる
⑩喫煙者に対して、禁煙の重要性を高めるアドバイスができる
⑪喫煙者に対して、禁煙のための解決策の提案を行うことができる
⑫質問票の飲酒量の回答等から、問題飲酒のアセスメントの対象者か判断できる
⑬問題飲酒のある受診者に対して、減酒を提案し、具体的な減酒目標を立てることができる
⑭受診者の意欲、生活習慣、検査値の変化を評価して保健指導方法を改善できる

〈組織的役割遂行能力〉

⑮同僚や他職種との情報伝達場面で、情報を正しく伝えることができる
⑯指示された範囲の業務の実践・報告・相談ができる
⑰安全確認行動ができる（受診者誤認・転倒転落の防止策）
⑱感染予防対策の基本を遵守することができる（適切な手指衛生・個人防護具・廃棄物処

理・滅菌物の取り扱い）

⑲日常の場面での情報について簡潔に不足なく報告・連絡・相談ができる

〈研鑽〉

⑳院内勉強会に参加する

・接遇については外部講師による講習を受講

このほか外部講師を招いたセミナーや勉強会も定期的に開催しています。特に受診者への接遇スキル向上のためのコミュニケーショントレーニングは、定期的に行っています。外部講師による医療接遇の訪問研修（看護師向け研修、事務職員向け研修、各部門のリーダー向け研修など）のほか、通信教育機関の教材によるe－ラーニング（動画視聴）なども導入しています。

フラットで働きやすい職場環境づくりも重要

健診業務では事務職、看護師、検査技師、医師といった多職種がチームとなって業務を進めていきます。職種に関係なく、チームの一員としてお互いがお互いを信頼して動けるような、フラットで働きやすい職場環境づくりにも努力しています。

・情報共有アプリで、休職中の職員のブランクも軽減

職員間の情報共有では、LINE WORKSというアプリを使用しています。導入にあたってはさまざまなITツールを比較検討しましたが、現場の職員がアプリ操作に慣れていること、導入スピードが速いこと、セキュリティ面で信頼がおけるという3点が決め手になり、2019年にLINE WORKSを導入しました。

健診課からは、毎日の受診者数を日報として報告してもらっています。また連絡会議や委員会で決まったこと、職員への周知事項などをLINE WORKSに上げてもらうことで、すべての職員が瞬時に確認できるので、職員間の情報共有が非常にスムーズになりました。

これを導入して良かったことの一つに、休職中の職員も情報を共有できることがあります。病院もそうですが健診センターでも、20～30代にかけて出産や育児を迎える職員がいます。医療の現場は産休育休で1年くらい休み、その間の情報がすべて抜けてしまうと、1年後に復帰をしたいと思っていても、なかなか難しい場合があります。その点、休職中もLINE WORKSで病院内の業務の動きや変更事項などを確認していてもらうと、復帰時にあまりブランクを感じずに戻りやすくなります。実際に健診センターで産休を経験した職員もいますが「LINE WORKSで院内の情報が分かるので心強かった」ということでした。LINE WORKSを使って分け隔てなくすべての職員に一斉に情報を行き渡らせることで、職員間のコミュニケーションも良好になったという実感があります。

・福利厚生の一環として、飲料や軽食を提供

職場環境の整備で、少し変わったところでは、職員の福利厚生の一環として、院長から毎日ペットボトルの飲料1本を全職員に提供しています。当院は院内に売店がありませんし、外に出る時間がないほど忙しいときもあるため、業務中の水分補給の一部として飲料を提供しています。また「OFFICE　DE　YASAI」という軽食の社食サービスも契約しています。野菜サラダやフルーツ、サンドウィッチ、スイーツ、惣菜などの健康的な軽食が入った冷蔵庫を設置し、職員が24時間利用できるようにしています。

当施設は「高い医療接遇」をモットーに掲げていますが、そこで働く職員が高ストレスで疲弊しきっていたら、受診者に対しても満足な接遇はできないはずです。ITツールによるスムーズな情報共有や、休憩時間に一息つくための飲料・軽食の提供などで、職員が日々気持ちよく働けるように環境整備をしています。

オンラインでの健康相談等、予防医療をさらに推進

私たちの取り組む予防医療の軸となるのが健診業務です。健診業務を充実させつつ、今後はさらに広い視点での予防医療を推進していきたいと考えています。

・企業や学校との連携強化

健診についていえば、企業や学校との連携をさらに強化していく予定です。定期健診や保健指導をする企業を増やすこともそうですし、産業医として、職場内の労働安全委員会などを通じて、働く人の心身の健康管理について積極的に提案をしていくことも大切です。

学校については、公立・私立の小中学校、高校で、学校健診や健康講座などを増やしていけたらと思います。

・地域住民に対する健康啓発活動

地域住民に対する健康啓発活動も、予防医療の一つです。2024年7月には、当院として初めての試みになりましたが、企業や大学、学術団体等と連携して市民公開講座の開催を協賛しました。テーマは「よく知ろう！　がん温熱療法」です。

消化器がんのなかでも特に早期発見が難しいとされているのが膵がんです。こうした難しいがんに対し、一定の治療効果を上げている温熱療法について、筑波大学消化器外科の下村　治先生らに講演をしていただきました。参加した市民からも「とても勉強になった」「がん治療に希望がもてた」など、たいへん好評を得ることができました。がんは日本人の死因のトップであり、2人に1人がかかる疾患とされていますから、その予防や治療について市民に啓蒙をしていくのは重要なことです。

ほかにも地域住民のヘルスリテラシー向上のために、医療者ができることは少なくないと思います。例えば東日本大震災による原発事故以降、被曝線量が注目されるようになり、健診・検診での放射線被曝を気にする受診者も多くなっています。検査での被曝のリスクについて正しく知ってもらうことも意義があります。

また新型コロナウイルスでは感染症予防の対策について、正しい情報とともに誤った情報が大量に流布し、玉石混交の状態になりました。そのように社会が混乱しているときこそ医療者が正しい情報を発信していくことが重要になります。

・オンラインによる遠隔診療や健康相談

さらに、これはまだ先の計画になるかもしれませんが、ゆくゆくはオンラインでの健康相談や遠隔診療の導入を進めていきたいとも考えています。コロナ禍で急速に規制緩和され広がったのが、オンラインでの遠隔診療です。これからさらに地域の高齢化が進んでいくと、通院が難しい患者が増えていきます。そういう人に対して遠隔で診療や健康観察ができれば、通院の負担を減らしつつ健康管理を続けることができます。

また健診後の保健指導なども、オンラインで健康相談を行うことができれば、仕事や家事等で忙しい人でも参加しやすくなり、実施率を上げることができます。ＩＴを活用して、より多くの人に手軽に予防医療を受けてもらえる環境を整えたいと考えています。

健診データを活用した医療ＤＸの未来像

健診事業は医療機関だけでなく、法律や保険者（健康保険組合・市区町村）が大きく関与します。特に医療ＤＸにより、健診データの利活用が進んでいます。その代表例が「データヘルス計画」です。これは保険者が健診結果や医療情報を分析し、健康課題を抽出して改善計画を実施するものです。２０１５年度から全健康保険組合で義務化されています。このデータ分析により、部署全体への禁煙対策や、個人へのハイリスク検査の受診勧奨などが行われます。

また、「全国医療情報プラットフォーム」の構築も進んでいます。２０２４年12月からマイナ保険証への移行が始まり、健診情報や電子カルテなどの医療情報を、本人の同意のもと医療機関間で共有できるようになります。

全国医療情報プラットフォームの主な目的は、分散している患者情報を一つのシステムで共有することです。これにより、医療機関間での情報共有が円滑になり、重複検査の防止や治療の質向上が期待できます。また、個人が自身の健診データを確認できることで、健康への意識向上も見込まれています。2024年8月時点では、マイナンバーとの連携は特定健診と40歳未満の企業健診のみですが、将来的には学校健診なども含め、生涯にわたる健診データの一元管理を目指しています。これにより、より個別に最適化された予防医療の実現が期待されています。いずれにしても国が進める医療DXやデータヘルス改革により、健診事業も今後はさらに新しい形へと変化していく可能性があることを知っておいたほうがいいです。

人生100年時代の健診センターの役割とは

これからの日本社会で、健診センター・検診施設が担う役割はますます大きくなっていくはずです。

・国民医療費の削減に役立つ

私は健診センター・健診施設を充実させることで、国の医療費削減にも大きく貢献できると考えています。理由の一つは、がんや脳血管疾患、心疾患などにつながる異常の早期発見・早期介入ができることで、病気が発症・悪化する人を減らすことができ、国民医療費の削減になるということです。

「働き方改革」が叫ばれるほど医師や医療職が忙しいというのは、社会にとっては実は良いことではありません。患者がまったくいなくなってしまうと病院は立ち行かなくなりますが、社会全体の利益を考えれば適正な患者数であることが望ましいはずです。健診や保健指導によって防げる病気を防ぎ、病気になる人を減らす努力をしていかなければなりません。

理由の2つ目は、外来の治療のための検査と、健診など自己負担の検査の違いを市民に知ってもらうことで、国民医療費の使用を減らせるということです。

日本は国民皆保険があるため、医療者も患者も「病院に行けば、希望した検査を安くしてもらえる」という感覚に陥っています。内科を受診しているのに「膝も心配だから、念のために検査してほしい」と患者が訴えれば、それを受け入れて保険適用で検査をしてしまうケースが多々あります。特に症状もないのに毎年血液検査をして、シニア患者の健康管理に活用している病院もあります。そういう検査をするのが患者本位、患者に優しい医療だと思っている医療機関もあるようです。しかし、治療ではない「念のための検査」は本来保険外であり、本当は10割負担のはずです。それに保険を使って3割負担で検査をすれば、残る7割が国民医療費として社会に重くのしかかってきます。

治療に必要な検査は3割負担だが、それ以外の検査や健診は原則10割負担という本来のルールが徹底されれば、それだけで国民医療費は大きく削減できます。患者（受診者）に寄り添う医療というのは、なんでも患者の言いなりになることではありません。普段から健診を受けて健康管理に努め、検査の目的に応じた負担を理解するヘルスリテラシーを育てることが、本当の意味での患者（受診者）のための予防医療です。国民医療費の適正な使用について、医療者自身ももっと真剣に考えなければなりません。

・総合病院こそ健診課をもつべき

私は医師であると同時に病院の経営者でもありますから、経営という観点でみても医療機関が健診課をもつ意義は大きいと考えています。これからの日本は人口減少社会です。医療機関も、地域の人々に選ばれる医療機関とそうでないところに分かれていくことが予想されます。そのなかでも企業の定期健診や特定健康診査・特定保健指導は毎年1回、長期にわたって続けていくものですから、健診課は医療機関にとっては安定した収益源となり、病院の経営基盤を強化する役割を果たします。さらに健診を通じて、新たな患者と信頼関係を築くこともできます。

もちろん医療機関に新たに健診課を作るためには多大な費用が必要ですし、検査機器を置くためのスペースも必要です。人員不足が深刻化している看護師をはじめ、スタッフの獲得もしなければなりません。ですから医師一人で診療しているような町の診療所に健診機能をもたせるのは難しいと思いますし、人口減少が顕著に進んでいる地域では、健診施設を作っても受診者の獲得は望めないかもしれません。地域によってそれぞれ事情が異なるところはあるとは思います。

しかし一定の人口規模をもつ地域にある病院、複数の診療科をもつ総合病院で現在、健診機能をもたないところは、新たに健診業務に取り組むことを検討してみてもよいと思います。国も予防医療に力を入れようとしている今、挑戦しない理由はないと思います。

健診業務、予防医療に力を注いでいくことが、これからの人生100年時代に「選ばれる病院」としての基盤になり、末永く地域全体の健康増進に貢献することになると私は考えています。

おわりに

本書を最後までお読みいただき、ありがとうございました。一般書から医療職向けの専門書まで、医療をテーマにした書籍は星の数ほどあります。医療接遇についても同様です。しかし企業の定期健診や特定健康診査などの健診業務と、健診業務のなかの接遇にフォーカスした書籍はなかなか珍しいのではないかと思っています。

今回、私たちが自らの体験を基に本書を著すことにした背景には、現代の日本の医療のなかで、健診業務の重要性が正しく評価されていないのではないか、という思いがあります。

私たち自身、もともとは長く治療医学にどっぷり浸かっていて、健診についての知識が豊富だったとはいえません。消化器の専門病院として内視鏡技術には自信があり、人間ドックなども行ってはいましたが、一般市民の特定健康診査や企業の定期健診などについてはそれほど知識がありませんでした。

それでも健診課設立を決めていろいろとリサーチし、さらにスタッフと力を合わせて健診センターを開設して実際に受診者に向き合うことで、健診業務についての認識を新たにしたことがたくさんあります。

　繰り返しになりますが、健診と外来・病棟の医療との大きな違いは、対象とする人の状態にあります。外来・病棟の医療は病気や症状をもつ患者への治療が中心です。それに対して健診は健康な人、自覚症状のない人を対象に、予防的な観点から関わっていきます。そのため業務範囲も異なり、健診は診断と予防がおもな業務であり、迅速かつ正確な検査と結果の提供が求められます。接遇面では、健診は初めて来院する人も多いですし、リピーターの受診者でも対応するのは年に1回など限られた時間です。そのため丁寧な対応と安心感を与えるコミュニケーションが非常に重要になります。接遇の仕方を誤ればトラブルになることもありますし、検査結果の解釈やフォローアップに関する問い合わせも多く、こうした相談にも迅速かつ適切に対応していかなければなりません。その意味では、外来や病棟では学ぶことができない高度な接遇力が求められます。

　そうした健診の実務を知るにつれ、本当は医師や看護師、検査技師といった医療職こそ、健診業務について正しく知らなければいけないと痛感するようになりました。

　本書の内容を一読いただければ、健診業務やそれにまつわる社会保険制度、健診制度などについて学んでもらえると思いますし、健診施設での接遇の要点についても具体的にイメージしてもらえると思います。また健診センターで日々奮闘してくれている職員たちの苦労や、健診センターの仕事のやりがいなども理解していただけるのではないかと思います。

本文のなかでも触れましたが、日本の医療のなかでは健診・人間ドック等といった予防医療については、正規のガイドラインとなるようなものがありません。法定健診の検査項目や保健指導の内容などについては規定がありますが、健診結果の評価法やその後の健康づくりのアプローチなどについては、各施設が手探りで進めている面もあります。これからの日本の予防医療を「絵に描いた餅」ではなく実りあるものにできるかどうかは、健診施設の職員の手にかかっているといっても過言ではありません。

そうしたなかで私たちも、本当の意味で国民の利益になる健診業務とは何かを考え続け、より良い医療サービスを提供できるように取り組みを進めていきたいと思います。そして同じ志をもち、予防医療に携わる仲間が一人でも増えていくことを願っています。

最後になりますが、病院・健診課スタッフ、そして地域の患者の方々に心からの感謝を申し上げ、本書の結びといたします。

鈴木隆二（すずき　りゅうじ）

消化器外科医。医療法人社団筑三会筑波胃腸病院理事長。医学博士。2005年 聖マリアンナ医科大学卒業。東京女子医科大初期臨床研修センター、東京女子医科大消化器病センターを経て、2015年より筑波胃腸病院に勤務。2019年副院長、2020年理事長に就任。日本消化器内視鏡学会専門医、日本外科学会専門医、茨城ヘルニア研究会世話人、麻酔科標榜医、産業医、難病指定医。地域と密着した「すべて患者さま中心」の医療を目指して、日々診療と病院経営に取り組んでいる。

本書についての
ご意見・ご感想はコチラ

選ばれる病院になる

予防医療の接遇力

2025年2月21日　第1刷発行

著　者　　鈴木隆二
発行人　　久保田貴幸

発行元　　株式会社 幻冬舎メディアコンサルティング
〒151-0051　東京都渋谷区千駄ヶ谷4-9-7
電話　03-5411-6440（編集）

発売元　　株式会社 幻冬舎
〒151-0051　東京都渋谷区千駄ヶ谷4-9-7
電話　03-5411-6222（営業）

印刷・製本　中央精版印刷株式会社
装　丁　　秋庭祐貴

検印廃止

ISBN 978-4-344-94717-7 C0047
幻冬舎メディアコンサルティングＨＰ
https://www.gentosha-mc.com/